W0041435

Krankheit und Heilung

Rudolf Steiner

KRANKHEIT UND HEILUNG

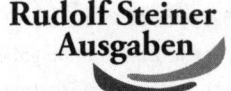

Der Wortlaut der in den *Rudolf Steiner Ausgaben* (vorm. Archiati Verlag) gedruckten Vorträge Rudolf Steiners geht auf die ursprünglichen Klartextnachschriften und Erstdrucke zurück, unter Berücksichtigung der danach erfolgten Veröffentlichungen.

Erste Auflage 2014

Herausgeber: Rudolf Steiner Ausgaben
(Monika Grimm, Bad Liebenzell)
Redaktion: Pietro Archiati, Bad Liebenzell
Korrektorat: Dr. Gerhard Hüttig, Schwanewede
Druck: GGP Media GmbH, Pößneck

ISBN: 978-3-86772-152-3

Rudolf Steiner Ausgaben e. K.
Burghaldenweg 37 · D-75378 Bad Liebenzell
Telefon: (07052) 935284 · Telefax: (07052) 934809
anfrage@rudolfsteinerausgaben.com
www.rudolfsteinerausgaben.com

Inhaltsverzeichnis

Vier Vorträge, gehalten in Berlin
am 10. November 1908, 12. und 26. Januar 1909
und in Penmaenmawr (Wales) am 28. August 1923

Für ihre Heilung sind spezifische Medikamente aus Pflanzen- und Mineralwelt wichtig. Infektionskrankheiten haben im physischen Körper ihre Ursache *S. 30*

2. Vortrag (12.1.1909)
Krankheit und Rhythmus
S. 39

- Am Beispiel des Fieberverlaufs zeigt sich, dass die vier Glieder des Menschen Rhythmen unterliegen, die von den Rhythmen im Kosmos bestimmt werden *S. 39*
- Der Mensch hat zur Erlangung der Freiheit die kosmischen Rhythmen in seinem Körper verschoben, nicht aber geändert. In seinem Geist hat er sich von der kosmischen Logik oder Vernunft entfernt; er muss sie freiheitlich wieder erringen *S. 47*

3. Vortrag (26.1.1909)
Krankheit und Karma
S. 57

- Alle Krankheiten sind im individuellen Karma begründet, das sich von Leben zu Leben nach dem Gesetz von Ursache und Wirkung gestaltet *S. 57*
- Wenn das Karma einen Ausgleich verlangt und der Körper sich dafür als untauglich erweist, wird das entsprechende Organ zerstört und für die zukünftige Aufgabe neu aufgebaut (karmische Krankheit) *S. 65*

4. Vortrag (28.8.1923)
Krankheit und Therapie

S. 75

- Alle Natursubstanzen und -kräfte ändern sich im Körper des Menschen. Die Naturwissenschaft muss durch eine «Menschenwissenschaft» (Anthroposophie) ergänzt werden. Diese unterscheidet drei verschiedene Prozesse, die, wenn sie sich am unrichtigen Ort abspielen, den Körper krank machen *S. 75*
- Albumin- und Antimonkräfte wirken einander entgegengesetzt – wie Aufbauen und Zerstören. Der Quarzprozess unterstützt das Nerven-Sinnessystem, der Phosphor das Stoffwechselsystem. Die Wurzel der Pflanze ist mit dem Kopf des Menschen, das Blatt mit den Brustorganen und die Blüte mit Gliedmaßen und Stoffwechsel verwandt *S. 87*
- Dreifach ist auch die Anwendung der Heilmittel: durch Einnahme für das Stoffwechselsystem, durch Injektion für das Rhythmische System, durch äußere Anwendung (Bäder, Salben, Massage) für das Nerven-Sinnessystem. Sogenannte Geisteskrankheiten verlangen eine physische Behandlung *S. 103*

Vorwort

Ein Zug fährt immer wieder verspätet in den Bahnhof ein. Seit geraumer Zeit ist die Verspätung an verschiedenen Bahnhöfen festgestellt worden. Man macht sich daran, die Lokomotive zu reparieren, aber auch nach gründlicher Wartung kommt der Zug überall zu spät an. Schließlich kommt man auf die Idee, es könnte vielleicht am Menschen, am Lokführer liegen. Und in der Tat stellt sich heraus, dass er sich regelmäßig betrinkt. Jetzt kennt man die Ursache der Verspätung des Zuges!

Dieses Beispiel gebraucht Rudolf Steiner für die Art und Weise, wie heute oft die Ursache einer Krankheit gesucht wird. Der Magen ist krank und man denkt spontan, am Magen muss etwas nicht in Ordnung sein. Man nimmt eine gründliche «Wartung» des Magens vor und stellt allzu oft fest, dass der Zustand sich nicht sonderlich gebessert hat. Bis man – vielleicht durch diese Vorträge angeregt – auf den Gedanken kommt: Es könnte die Ursache der Magenerkrankung im Lokführer, im Menschen selbst liegen, nicht in der Körper-Lokomotive. Nur ist der Mensch etwas sehr Kompliziertes, und man muss im Einzelfall wissen, was am Menschen «repariert» werden muss, um den kranken Magen wieder in Ordnung zu bringen.

Die heutige Medizin kennt nur den Körper des Menschen. Auch die «Seele», von der die Alten sprachen, wird als eine Funktion des Körpers gesehen. Gedanken, Gefühle und Bestrebungen eines Menschen, alle werden durch seine biologische Grundlage erklärt, durch die Gene und ihre Mischung, wie sie am Anfang seines Lebens erfolgt ist. Und jetzt kommt eine Geisteswissenschaft daher, die behauptet, der physische Körper sei nur eines von vier «Wesensgliedern» des Menschen, und noch dazu das unwichtigste! In diesem Körper, sagt sie, hat man nur Wirkungen von dem, was in den anderen drei Elementen geschieht: im Äther- oder Lebenskörper, im Astralkörper und im Ich des Menschen. In diesen liegen die tieferen Ursachen aller Erkrankungen des physischen Körpers.

Ja, und wie soll man herausfinden, was in diesen drei sogenannten «höheren Gliedern» passiert? Das macht man genauso, wie wenn man wissen will, was alles im physischen Körper geschieht. Da wird einem gesagt: Das Ganze ist sehr kompliziert, du musst Anatomie, Physiologie usw. studieren – und in Bezug auf die Krankheiten noch dazu Pathologie studieren. Und weil das so kompliziert ist, überlassen es die meisten Menschen dem Arzt in der Hoffnung, dass, wenn sie krank werden, er einen wieder auf Trab bringt. Kann man nicht dasselbe auch mit der Geisteswissenschaft machen? Gibt es da nicht auch «geistige Ärzte», die sich gut auskennen, und, wenn man in der Seele oder im Geist krank ist, einen wieder gesund machen?

So einfach ist die Sache nicht. Wenn der Mensch alles den Fachleuten überlässt, wird oder bleibt er abhängig wie ein Kind. Er bleibt außerdem innerlich unterbeschäftigt. Und wie wirkt sich das aus, nach allen Seiten abhängig und innerlich unterbeschäftigt zu sein? Das ist der beste Weg, um von einer Depression in die nächste zu kommen. Oder man wird aggressiv, weil man sich von allem Möglichen abhängig sieht. Beides, die Aggression und die Depression, nehmen heute zu und das macht weder das soziale noch das private Leben besser. Das Bessere ist, über den Körper und über die anderen Glieder des Menschen so viel wie möglich selbst zu wissen, um das Schönste, was es gibt, erleben zu können: die Freiheit, wodurch sich der Mensch immer mehr in den Griff bekommt und innerlich immer weiterkommt.

Die heute herrschende naturwissenschaftliche Weltsicht erklärt alles *kausal,* auch eine Krankheit. Sie sucht die Erklärung in der Vergangenheit. Die Geisteswissenschaft erklärt eine Krankheit in erster Linie *final,* das heißt, im Hinblick auf den Zweck. Sie findet die Erklärung in der Zukunft, in dem Ziel, das durch die Überwindung der Krankheit erreicht werden soll. Das ist in der Tat eine revolutionäre Sicht: Der Lokführer, das Ich des Menschen als Geist, sucht eine sogenannte Krankheit, um durch das Ringen mit ihr, durch ihre Überwindung, für die Zukunft noch stärker, noch «gesünder» dastehen zu können. Es ist wie bei einer Anstrengung: Als Anstrengung ist sie unangenehm, aber sie dient dazu, etwas Erstrebenswertes zu erreichen. Sie kann nicht bloß aus der Vergangenheit erklärt werden. Ihre

Erklärung liegt in dem Ziel, das der Mensch durch sie erreichen will. Sinnlos wäre es zu fragen: Was ist die Ursache der Anstrengung? Der Mensch wählt sie als Mittel, um etwas zu erreichen.

Jeder kann diese wichtige Wahl nur für sich treffen: Will ich eine Krankheit negativ oder positiv sehen? Die negative Sicht scheint den meisten einzuleuchten. Sie denken, das Leben wäre doch schöner ohne Krankheit, ohne Leiden. Stimmt das? Das Leiden ist negativ nur für jemanden, der das Leiden nicht erleiden will. Wie sieht es aber bei jemandem aus, der sich sagt: Die Strecken des Lebens, wo alles glatt geht, wo wenig durchgemacht wird, müssen sein, so wie Verschnaufpausen sein müssen, wenn man Freude am Schaffen hat. Aber besser als die Verschnaufpausen sind die Schaffenszeiten, die machen Freude. Der Sinn der Verschnaufpausen sind die Schaffenszeiten, nicht umgekehrt. Wenn eine Krankheit kommt, kann der Mensch durch das Ringen mit ihr mehr aus sich machen, ganz andere Kräfte mobilisieren, als wenn er alles nur der Natur überlässt. Zur Gesundheit der Seele und des Geistes gehört das Ringen mit dem Körper. Jeder kann wählen, sich zu ärgern oder sich zu freuen, dass es so ist –, aber es ist nun einmal so. Diese Vorträge zeigen, dass derjenige besser dran ist, der sich freut.

Nach Rudolf Steiner gibt es nicht eine, sondern vier Grundarten von Erkrankung. Nur für die Infektionskrankheiten ist das Geschehen im physischen Körper und in der äußeren Natur maßgebend. Die sogenannten «chronischen» Krankheiten haben ihre Ursache im individuellen Geist des Menschen, im Ich, das sich in allem äußert, was im Blut geschieht. Das erschwert die Diagnose und macht auch die Therapie besonders schwierig. Umso spannender sind die allgemeinen Orientierungen, die in diesen Vorträgen gegeben werden. Dann gibt es akute Krankheiten, die ihre Ursache im Nervensystem haben als Ausdruck dessen, was sich im Astralleib, in der Seele des Menschen abspielt. Für die Heilung dieser Krankheiten ist eine besondere Form der Ernährung, eine Diät maßgebend. Die vierte Krankheitsart hat ihre Ursache im Ätherleib und äußert sich besonders im Drüsensystem. Hier handelt es sich um immer wieder auftretende akute Krankheiten, bei denen spezifische Medikamente wirksam werden, die ihre Kräfte aus Pflanzen und Mineralien ziehen.

Es gibt dann noch eine fünfte Art von Krankheiten, die ganz anderer Natur ist als die anderen vier. Das sind die Krankheiten, die im «Karma», im individuellen Schicksal des Menschen begründet sind. Noch vor der Geburt sagt sich der Mensch in der Planung seiner bevorstehenden Biografie: Aufgrund meiner bisherigen Entwicklung will ich diesmal ein Leben, in dem diese besondere «Krankheit» auf keinen Fall fehlen darf. Nur durch die Überwindung genau dieser Krankheit kann ich das erreichen, was ich mir von diesem Leben verspreche. Wenn dann eine solche Krankheit im Leben kommt, kann der Mensch oder sein Arzt dagegen unternehmen, was er will – das höhere Ich des Menschen *will* diese Krankheit mit aller Kraft, weil es sie als positiv, ja als unentbehrlich für sein Weiterkommen ansieht. Und wenn ihm durch den Fortschritt der Medizin diese Krankheit «weggeschnappt» wird, sieht er sich gezwungen, eine Ersatzkrankheit zu suchen, die sich aber niemals genauso förderlich wie seine erste Wahl wird auswirken können.

Die Naturwissenschaft wartet darauf, von einer Geisteswissenschaft, die den Gesichtskreis des Menschen über Geburt und Tod hinaus erweitert, ergänzt zu werden. Sie macht dem Menschen Mut zu einer Entwicklung, die von Leben zu Leben schreitet. Wenn ein Mensch in jungen Jahren an Krebs stirbt, ist es dann nicht zutiefst bedrückend, keine Antwort auf die Frage zu finden: Was ist der Sinn von diesem furchtbaren Leiden? Warum ein so früher Tod? Und kann es nicht ein tiefer Trost, eine erhebende Hoffnung in der Trauer sein, wenn man sich mit voller Überzeugung sagen darf: Dieser Geist kommt wieder auf die Erde und wir werden mit ihm nochmals viele Jahre verleben dürfen. Und er wird tief dankbar sein für die Kräfte und die Fähigkeiten, die er sich durch das Ringen mit der Krankheit angeeignet hat, die ihn in diesem Leben zum Tod gebracht hat.

Pietro Archiati
im Frühjahr 2014

Erster Vortrag

Was ist Krankheit?

Berlin, 10. November 1908

Meine lieben Freunde!

Da ein gewisser innerer Zusammenhang in den Vorträgen eines Winters hier in unserem Zweig eingehalten wird, so obliegt es mir, jeden derselben so zu gestalten, dass er sich in ein Ganzes einfügt.

Es ist daher oft nicht möglich, die Dinge, die in einem solchen einzelnen Zweig°-Vortrag gesagt werden und für die vorgeschritteneren Teilnehmer bestimmt sind, so zu halten, dass sie auch für denjenigen, der vielleicht erst seit kurzer Zeit da ist, in gleichem Maße verständlich sind. Man könnte natürlich über dasselbe Thema auch in elementarer Weise sprechen, aber es wird das nicht angehen, da ein Fortschritt im Gang der Entwicklung unseres geisteswissenschaftlichen° Lebens innerhalb der Zweig°-Arbeit in Aussicht genommen ist.

Was vor acht Tagen hier besprochen worden ist in dem Vortrag über den Segen des Vergessens, das hat einen kleinen Anfang gemacht. Was heute zu besprechen ist, wird eine Art Fortsetzung bilden, wenn auch nicht wie bei einer fortlaufenden Erzählung. Aber es wird alles einen inneren

Zusammenhang haben, der zuletzt in einem bestimmten Gipfelpunkt zusammengefasst werden wird. So werden wir gerade heute mit Bezug auf die drei letzten Vorträge einiges über das Wesen der Krankheit zu sagen haben. Nächsten Montag werden wir über Ursprung und Bedeutung der Zehn Gebote zu sprechen haben.

Auf den ersten Blick könnte es scheinen, als ob das alles nicht zusammengehört. Aber wir werden sehen, dass es doch einen Zusammenhang hat und dass hier nicht gelten soll, dass jeder Vortrag ein abgeschlossenes Ganzes ist, wie das bei den Vorträgen im Architektenhaus der Fall ist.

Wir wollen also über das Wesen des Krankseins vom Standpunkt der Geisteswissenschaft einiges besprechen.

Um das Kranksein, oder wenigstens um diese oder jene Form des Krankseins, kümmert sich der Mensch in der Regel erst dann, wenn er von einer Krankheit befallen ist. Und da interessiert ihn auch nicht viel mehr als die Heilung, die Tatsache, dass er geheilt wird.

Die Art und Weise, wie er wieder genesen ist, wird ihn im Allgemeinen gleichgültig lassen. Es ist ihm sogar manchmal recht angenehm, wenn er sich gar nicht darum zu kümmern braucht. Denn er meint, dazu sind diejenigen da, die von entsprechender Stelle angestellt worden sind.

Auf diesem Gebiet herrscht innerhalb unserer heutigen Zeitströmung ein viel ärgerer Autoritätsglaube, als er auf irgendeinem anderen Gebiet, zum Beispiel dem religiösen Gebiet, jemals geherrscht hat. Das medizinische Papsttum, wie es sich da oder dort gestaltet, macht sich schon heute in intensivster Weise geltend, und es wird sich in der Zukunft noch mehr ausbreiten.

Allerdings sind die Laien zu einem nicht geringen Teil schuld daran, dass es so ist, und dass diese Erscheinung immer mehr zunimmt. Denn man denkt nicht nach, man kümmert sich nicht um diese Dinge, wenn nicht gerade ein akuter Fall da ist, in dem man selbst einer Heilung bedarf.

So sieht ein großer Teil der Bevölkerung mit einer gewissen Gleichgültigkeit zu, wenn das medizinische Papsttum immer größere Dimensionen annimmt und sich in die Welt einnistet – sei es, um jetzt sogar über die Erziehung und über die Schulbildung des Kindes zu reden, sei es, dass dieses Papsttum eine materialistisch ausgerichtete Therapie in Anspruch nimmt.

Man kümmert sich nicht um die tieferen Dinge, die dahinterstecken. Man sieht gleichgültig zu, wenn diese oder jene Maßnahmen in der Öffentlichkeit infolge eines Gesetzes getroffen werden. Einen wirklichen Einblick will man nicht gewinnen.

Dagegen werden sich immer wieder Leute finden, die, wenn es ihnen an den Kragen geht und sie mit der gewöhnlichen materialistischen Medizin nicht zurechtkommen, da sie sehen, dass sie von dieser nicht geheilt werden, dann zu solchen Menschen kommen, die auf dem Boden des Okkultismus stehen.

Solche Leute kümmern sich nur darum, dass sie geheilt werden, nicht aber um den Okkultismus. Sie kümmern sich nicht darum, dass heute das öffentliche Leben eine geisteswissenschaftliche Methode untergräbt und einem tieferen Wissen über diese Dinge allen Grund und Boden entzieht. Wer kümmert sich viel darum, wenn er Heilung bei irgendeiner Methode sucht, die auf okkultem Boden gewachsen ist? Es ist den meisten gleichgültig, dass heute diejenigen, die sich mit einer solchen Methode beschäftigen, eingesperrt oder verfolgt werden. Alle diese Dinge werden nicht gründlich, nicht tief und intensiv genug beachtet.

Es ist die Aufgabe einer geistigen Bewegung, das Bewusstsein wachzurufen, dass es sich nicht nur um das Suchen nach Heilung handelt, sondern um die Verbreitung des Wissens über diese Dinge, über die tieferen Untergründe dieser Dinge.

In unserem Zeitalter des Materialismus ist es für den, der in die Dinge hineinschauen kann, der sie durchschauen kann, nur allzu natürlich, dass gerade die Lehre von den Krankheiten und von ihrer Heilung den gewaltigsten Einfluss durch die materialistische Denkweise erfährt.

Man würde fehlgehen, wenn man irgendeiner Methode zuschreiben würde, dass sie unfehlbar ist. Ebenso wenig kann man Krankheiten ohne Weiteres unter einer gewissen

Rubrik subsumieren (zusammenfassen) – zum Beispiel physische Krankheiten –, und da wiederum in allerlei Einseitigkeiten verfallen.

Vor allen Dingen muss sich der heutige Mensch immer klarer darüber werden, dass der Mensch ein sehr kompliziertes Wesen ist und dass alles, was mit ihm zusammenhängt, mit der Kompliziertheit seines Wesens zu tun hat.

Wenn eine Wissenschaft auf dem Boden steht, dass der Mensch nur einen physischen Leib hat und dass damit sein Wesen erschöpft ist, dann kann sie unmöglich in irgendeiner heilsamen Weise auf das einwirken, was mit dem gesunden oder kranken Menschen zu tun hat. Denn Gesundheit und Krankheit stehen im Verhältnis zum ganzen Menschen, nicht nur zu dem physischen Körper oder zu einzelnen Gliedern desselben. Nur darf man diese Sache nicht oberflächlich nehmen.

Wir können genug diplomierte und nicht diplomierte Ärzte finden, die religiös gesinnt sind, die ein Glaubensbekenntnis haben und die nicht zugeben werden, dass sie auf materialistischem Boden stehen. Diese werden es nicht zugeben, wenn ihnen der Vorwurf gemacht würde, sie seien von materialistischer Gesinnung beseelt.

Darauf kommt es aber gar nicht an, dass ein Mensch sagt: Ich glaube, dass im Menschen eine Seele lebt, dass der Mensch in einer Beziehung zur geistigen Welt steht. Es kommt überhaupt im Leben weniger auf das an, was ein

Mensch sagt und meint, es kommt für sein Wirken vielmehr darauf an, dass er nicht nur die Tatsachen der sinnlichen Welt, sondern auch die Tatsachen der geistigen Welt sieht und fruchtbar macht.

Wenn ein Arzt ein noch so frommer Mann ist, der seine Ideen über die geistige Welt hat, aber in Bezug auf das, was er tut, aus den Regeln heraus arbeitet, die von der materialistischen Weltanschauung geschaffen worden sind, wenn er so kuriert, als ob es nur den physischen Körper gäbe, dann mag er für seine Person noch so spirituell und idealistisch sein – als Arzt ist er trotzdem ein Materialist. Es kommt nicht darauf an, was er glaubt, es kommt vielmehr darauf an, dass er die Kräfte in Bewegung zu setzen versteht, die hinter der sinnlichen Welt liegen.

Ebenso handelt es sich nicht darum, dass jemand theoretisch behauptet, das Wesen des Menschen bestehe aus vier Gliedern, sondern darum, dass immer mehr das lebendige Ineinanderspielen dieser Glieder begriffen wird, dass begriffen wird, wie am gesunden und kranken Menschen der physische Leib, der ätherische Leib, der astralische Leib und das Ich beteiligt sind, und das, was mit der Wechselwirkung dieser vier Glieder des Menschen zusammenhängt.

Wer sich nicht mit dem beschäftigt, was die Geisteswissenschaft° über das vierte Glied der menschlichen Wesenheit, über das Ich, zu sagen hat, der kann niemals – und wenn er noch so viel Anatomie und Physiologie studiert –, etwas über die Natur des Blutes erkennen. Er kann nie und nimmer etwas Fruchtbares über Krankheiten sagen, die mit der Natur des Blutes zusammenhängen.

Das Blut ist der Ausdruck für die Ich-Natur des Menschen. Und wenn durch die Zeiten das Volkswort geht: «Blut ist ein ganz besondrer Saft» (*Faust,* 1. Teil, Studierzimmer II), so ist damit sehr viel gesagt.

Unsere heutige Wissenschaft hat nicht die geringste Ahnung davon, dass man sich auch als Forscher zu dem physischen Blut in ganz anderer Weise zu verhalten hat als zu einem anderen Teil des menschlichen Wesens.

Wenn die Drüsen der Ausdruck des Ätherleibes sind, so haben wir auch physisch etwas ganz anderes in dem zu sehen, was eine Drüse ist, sei es die Leber oder die Milz, als wir es im Blut zu sehen haben. Das Blut ist der Ausdruck eines viel höheren menschlichen Gliedes, nämlich des Ich.

Nun will ich etwas aussprechen, was nur einem vorgerückten Geisteswissenschaftler° verständlich sein kann: Es erscheint heute dem Menschen ganz natürlich, dass, wenn er einen Stich in ein physisches Glied macht, «Blut» herausfließt. Er untersucht dieses Blut mit allen chemischen und sonstigen Methoden und beschreibt dann nach seinem Befund: Soundso ist das Blut. Man beschreibt es so, wie man irgendeinen anderen Stoff, zum Beispiel eine Säure, beschreiben würde.

Man beachtet dabei eines nicht – was allerdings einer materialistischen Wissenschaft nicht nur unbekannt sein muss, sondern ihr sogar als ein Unding, eine Torheit oder als Fantasterei erscheinen muss –, man beachtet nicht, dass das Blut, das in den Adern rollt, gar nicht dasselbe ist, das herausrinnt, wenn wir einen Stich machen. Denn das Blut macht, wenn es den Organismus verlässt, eine solche Veränderung durch, dass es etwas ganz anderes wird.

Es ist unmaßgebend (ohne Bedeutung), wenn wir das ausgeronnene Blut untersuchen, im Vergleich zu der Essenz des Blutes im lebendigen Organismus. Blut ist der physische Ausdruck für das höchste Glied der menschlichen Wesenheit, für das Ich. Schon als Physisches ist es etwas, was seiner Totalität nach nicht physisch untersucht werden kann. Das, was wir sehen oder untersuchen, ist gar nicht jenes Blut, das in unseren Adern rinnt, so sonderbar es erscheinen kann.

Selbst in dem Augenblick, wo es durch optische Apparate bloßgelegt wird – wenn es dahinkäme, dass man das Blut durch irgendeine Methode wie durch Röntgenstrahlen untersuchen könnte –, so untersucht man nicht das Blut selbst, sondern nur etwas, was sein äußerer Abglanz auf dem physischen Feld ist.

Diese Dinge werden nur nach und nach verstanden werden können. Es gab immer okkulte Forscher, die das behauptet haben, aber sie sind als Fantasten, als nicht vernünftige Menschen von denen angesehen worden, die materialistisch denken.

Alles im gesunden und kranken Menschen hängt mit der Viergliedrigkeit der menschlichen Natur in ihrer Kompliziertheit zusammen. So kommen wir auch nur durch die Erkenntnis des Menschen, die der Geisteswissenschaft entnommen ist, zu einer richtigen Anschauung über den gesunden und den kranken Menschen.

Es gibt ganz bestimmte Schäden der menschlichen Natur, die nur dann verstanden werden können, wenn wir uns dessen bewusst sind, dass sie mit der Natur des Ich zusammenhängen und dann wieder in einer bestimmten Weise und Grenze sich im äußeren Ausdruck des Ich, im Blut, äußern.

Dann gibt es bestimmte Schäden des menschlichen Organismus, die auf die Erkenntnis des astralischen Leibes zurückführen, weil sie den äußeren Ausdruck des astralischen Leibes, das Nervensystem, in einer gewissen Weise affizieren (beeinflussen).

Aber auch in diesem zweiten Fall müssen wir uns der Feinheit, mit der hier zu denken ist, bewusst werden. Wenn des Menschen Astralleib eine Unregelmäßigkeit hat – im Verlauf des Vortrags werden wir noch darüber sprechen, welche Unregelmäßigkeiten gemeint sind –, so drückt sie sich im Nervensystem aus. Es tritt etwas Physisches zutage in der Unfähigkeit des Nervensystems, seine Arbeit zu leisten.

Wenn das Nervensystem seine Tätigkeit nach einer gewissen Richtung hin nicht ausführen kann, dann pflegen als Folge alle möglichen Krankheitserscheinungen aufzutreten. Der Magen, das Herz, der Kopf, alles Mögliche kann aus diesem Grund erkranken. Aber es braucht das nicht immer, wenn irgendeine Krankheit zum Beispiel am Magen ihre Symptome zeigt, auf eine Unfähigkeit des Nervensystems selbst zurückgeführt zu werden und auf eine Unregelmäßigkeit des Astralleibes geschlossen zu werden. Denn es kann seinen Grund in ganz anderer Richtung haben.

Die Krankheitsformen, die mit dem Ich selbst zusammenhängen und ihren Ausdruck im Blut finden, äußern sich in der Regel – aber wiederum nur in der Regel, ohne scharfe Konturen –, als jene Krankheiten, die als chronische Krankheiten auftreten.

Was sonst als dieser oder jener Schaden wahrgenommen werden kann, ist in der Regel nur ein Symptom. Es kann dieses oder jenes Symptom auftreten, aber es liegt dabei ein Schaden des Blutes zugrunde, und dieser hat den Ursprung seiner Unregelmäßigkeit in der Wesenheit, die wir den Ich-Träger nennen.

Wir könnten stundenlang über die Krankheitsformen reden, die sich in chronischer Weise äußern. Sie haben alle im Ich ihren Grund. Vorzugsweise wollen wir von den Krankheiten sprechen, die im engen Sinne des Wortes geerbte

Krankheiten sind. Diese Krankheiten können überhaupt nur von dem durchschaut werden, der die Menschennatur geistig betrachtet.

Es kommt jemand, der chronisch krank ist, das heißt, im Grunde niemals recht gesund ist. Es tritt bei ihm dies oder jenes Symptom auf, bald so, bald anders. Er fühlt dieses oder jenes Unwohlsein und so weiter. Da handelt es sich darum, dass wir der Sache tiefer auf den Grund gehen, dass wir vor allen Dingen darauf zu achten haben: Wie ist der Grundcharakter des Ich bei diesem Menschen beschaffen? Was ist das eigentlich für ein Mensch?

Nur derjenige, der wirklich etwas weiß, kann sagen, dass ganz bestimmte Formen von chronischen Krankheiten mit dieser oder jener Grundeigenschaft des Ich zusammenhängen.

Andere Krankheiten zeigen sich bei einem Menschen, der zu Ernst und Würde neigt, andere bei dem Menschen, den alles völlig unberührt lässt, der, wie man sagt, «darauf pfeift». Das kann nur als Fingerzeig in diesem bedeutsamen Kapitel angedeutet werden.

Aber wir sehen, dass es sehr darauf ankommt, dass wir uns klar darüber werden, was für einen Menschen wir vor uns haben. Wir müssen die Möglichkeit haben, hineinzuschauen, welche Grundfärbung des Charakters sein Ich hat. Sonst würden wir unbedingt danebengreifen, was auch immer wir anwenden, wenn uns nicht ein Zufall auf das

Richtige stoßen sollte. Mancher Arzt hat ja einen solchen richtigen Instinkt.

Im Wesentlichen wird es sich darum handeln, dass in Bezug auf die Heilung dieser chronischen Krankheiten die ganze Umgebung des Menschen zu berücksichtigen sein wird, insofern sie auf sein Ich einen mehr oder weniger direkten Einfluss ausübt.

Wir werden manchmal über die ganze Umgebung des Menschen urteilen müssen, wenn wir ihn so kennengelernt haben, dass wir ihn in diese oder jene Naturumgebung zu bringen haben: Während des Sommers in diese Luft, während des Winters in ein anderes Klima. Auch der Beruf und ein möglicher Wechsel muss berücksichtigt werden. Es handelt sich überhaupt darum, den Rat zu geben, diesen oder jenen Wechsel im Leben eintreten zu lassen. Hier wird es sich besonders darum handeln, dass wir das Richtige treffen, das, was mit dem Grundcharakter des Ich zusammenstimmt.

Vor allen Dingen wird vom Arzt zu verlangen sein, dass er eine breite Lebenserfahrung hat und sich ganz in die Natur eines Menschen hineinversetzen kann, um sagen zu können: Dieser Mensch soll dies und jenes tun, seinen Beruf, seine Tätigkeit wechseln und so weiter. Dies kann natürlich nicht immer durchgeführt werden, aber wir sprechen hier nicht über soziale Fragen, sondern über die medizinische Seite der Sache.

Zum Beispiel kann bei einem Menschen dadurch umgehend viel bewirkt werden, dass er eine Zeit lang statt in der Ebene hoch im Gebirge lebt. Das sind Dinge, die für solche Krankheiten, die sich äußerlich als chronische Krankheiten zeigen und mit der Natur des Blutes zusammenhängen, physisch und geistig als Heilfaktoren anzusehen sind.

Dann kommen wir zu jenen Krankheiten, die ursprünglich in der Unregelmäßigkeit des Astralleibes und als Folge davon in einer bestimmten Unfähigkeit des Nervensystems zu suchen sind. Ein großer Teil der vorkommenden akuten Krankheiten hängt mit dem zusammen, was gerade gesagt worden ist, mit dem Astralleib. Die meisten der akuten Krankheiten hängen damit zusammen.

Es ist ein Aberglaube zu meinen, dass in vielen Fällen, wo einer am Magen oder am Herzen leidet, da oder dort eine Unregelmäßigkeit hat, dass er dann richtig kuriert wird, wenn man direkt auf diese Krankheitssymptome losgeht.

Das Wesentliche an einer Krankheit kann dadurch entstanden sein, dass das Nervensystem unfähig geworden ist, nach der in Frage kommenden Richtung zu funktionieren – zum Beispiel nach der Seite hin, nach der es in seinen Bewegungen die Aufgabe hat, das Herz oder den Magen zu unterstützen. In diesem Fall ist es ganz unnötig, das Herz oder den Magen zu malträtieren, denen nichts zu fehlen braucht und bei denen sich Unregelmäßigkeiten nur zeigen, weil die Nerven, die diese Organe versorgen sollen, unfähig geworden sind, ihre Aufgabe zu erfüllen.

Wenn der Magen erkrankt ist und wir ihn mit Salzsäure oder dergleichen behandeln, so machen wir denselben Fehler wie bei einer Lokomotive, die immer in unregelmäßiger Art läuft und verspätet ankommt, wenn wir sie auszubessern suchten. Trotz allem Herumkurieren kommt sie doch immer zu spät. Nach einiger Zeit finden wir den Fehler: nicht in der Maschine, sondern in dem Führer, der sich in der Regel betrinkt. Würden wir gleich bei dem Lokomotivführer anfangen, so würden wir das Richtige treffen.

So können wir auch sehen, dass wir, um eine Magenerkrankung zu kurieren, anstatt bei dem Magen bei den Nerven anzufangen haben, die den Magen versorgen. Wir finden manchmal auch in der materialistischen Medizin solche Anmerkungen, aber nicht darauf kommt es an, damit ist noch nichts getan, sondern nur dann ist etwas getan, wenn man weiß, dass die Nerven der Ausdruck des Astralleibes sind. Nur wenn wir erkennen, dass der Ursprung einer Unregelmäßigkeit im Astralleib zu suchen ist, können wir wirksam eingreifen.

Auf was kommt es bei solchen Krankheiten an, die auf den Astralleib zurückzuführen sind? Es kommt bei der Behandlungsweise solcher Krankheiten auf das an, was man Diät nennt – darauf, dass die Zusammensetzung der

Speisen gerade das Richtige trifft, das für diesen individuellen Menschen passt. Darüber kann man überhaupt nichts wissen, wenn man sich nur auf eine materialistische Wissenschaft stützt.

Man muss sich darüber klar sein, dass alles, was im Makrokosmos, in der großen Welt um uns herum ist, einen Bezug hat zu dem Mikrokosmos, zu unserem komplizierten Inneren, dass also ein jedes Nahrungsmittel, das im Umfang der großen Welt gefunden werden kann, in einer ganz bestimmten Verwandtschaft zu dem steht, was sich in unserem Organismus befindet.

Wir haben kennengelernt, wie der Mensch eine lange Evolution durchgemacht hat und wie sich seine ganze äußere Natur allmählich durch sie entwickelt hat.

Wir sind bis zur alten Saturnzeit (s. Fachausdrücke S. 167) zurückgegangen, wo der physische Leib noch etwas ganz anderes war als beim heutigen Menschen. Wir haben erfahren, dass dem Menschen auf der Sonne der Ätherleib und auf dem Mond der Astralleib gegeben wurde. Der Mensch hat in seiner Evolution die niederen Reiche – Mineral-, Pflanzen- und Tierreich – aus sich ausgeschieden und er hat sich allmählich Organe entsprechend dem gebildet, was er aus sich herausgesetzt hat.

Bei der Scheidung des mineralischen Reiches sind ganz bestimmte innere Organe entstanden. Das Herz hätte nicht entstehen können, wenn sich in der äußeren Natur nicht bestimmte mineralische und pflanzliche Bildungen vollzogen hätten. Was äußerlich da ist, steht zum Inneren des Menschen in Beziehung. Von jedem Produkt in der Natur draußen müssen wir wissen, wie es sich zum Inneren des Menschen verhält und wie in jedem individuellen Fall das Äußere verwendet werden muss, damit der Makrokosmos in der richtigen Weise den Mikrokosmos (den Menschen) zusammensetzen kann, sonst wird aus dem Makrokosmos das in den Menschen hineingestopft, was für ihn gar nicht passt.

Die Gründe, die unser Urteil leiten können, haben wir in der Geisteswissenschaft zu suchen. Es ist immer oberflächlich, wenn in einem Erkrankungsfall eine Diät bestimmt werden soll, die der Statistik oder der Chemie entnommen wird. Da handelt es sich um eine ganz andere Frage, um ganz andere Dinge, als man gewöhnlich annimmt.

So sehen wir, dass hier das geistige Erkennen das durchströmen und durchglühen muss, was mit dem gesunden und kranken Menschen zu tun hat.

Es gibt dann gewisse Krankheitsformen, die zum Teil mehr chronischen, zum Teil mehr akuten Charakter annehmen, die aber jetzt mit der Natur des menschlichen Ätherleibes zusammenhängen, und daher ihren Ausdruck in den Drüsenorganen des Menschen finden.

Diese Krankheiten haben in der Regel gar nichts mit dem zu tun, was wir Vererbung durch die Generationen nennen. Sie haben dagegen viel mit den Rassen-, Volks- oder Stammeszusammenhängen zu tun, die sich in der Menschenwelt finden. Sodass wir in den Krankheiten, die ihren Ursprung im Ätherleib haben und die als Drüsenkrankheiten herauskommen, in Erwägung ziehen müssen, ob ein Russe oder ein Deutscher, ein Norweger oder ein Italiener diese Krankheit hat. Denn diese Krankheiten hängen mit dem Volkscharakter zusammen und äußern sich dabei ganz unterschiedlich.

Auf dem Gebiet der materialistischen Medizin wird ein großer Fehler gemacht. In ganz Westeuropa wird als absolute Lehre aufgestellt, wie die Rückenmarksschwindsucht oder Rückenmarksdarre (Tabes) kuriert werden soll. Diese Krankheit wird für die westeuropäische Bevölkerung richtig beurteilt, aber ganz falsch für die osteuropäische Bevölkerung, weil sie da einen ganz anderen Ursprung hat.

Wir können uns denken, dass dieses einen gewissen Umblick erfordert, besonders bei der heutigen Völkermischung, bei der die einzelnen Völker nicht mehr wie früher voneinander abgeschlossen sind. Heute variieren (ändern sich) diese Dinge in der mannigfaltigsten Weise, und nur derjenige, der in Bezug auf das Innere der Menschennatur richtig zu unterscheiden versteht, nur der kann sich überhaupt darüber ein Urteil bilden und es vermeiden, diese

Krankheiten in Bausch und Bogen wie jede andere akute oder chronische Krankheit äußerlich zu behandeln.

Vor allem muss dabei eines gewusst werden, nämlich, dass die verschiedenen Organe des Menschen, die unter dem Einfluss des Ätherleibes stehen und durch Unregelmäßigkeiten des Ätherleibes erkranken können, in ganz bestimmten Verhältnissen zueinander stehen.

So gibt es zum Beispiel ein ganz bestimmtes Verhältnis zwischen Herz und Gehirn eines Menschen. Dieses Verhältnis ist nicht nur bildlich-symbolisch gemeint. Wenn wir sagen: Herz und Gehirn verhalten sich zueinander wie Sonne und Mond, müssen wir uns klar sein, dass, wenn eine Erkrankung im Herzen auftritt, insofern sie im Ätherleib wurzelt, sie auf das Gehirn so zurückwirken muss, wie das, was auf der Sonne geschieht, auf den Mond zurückwirkt. Das ist gar nicht anders, denn die Dinge stehen in einem unmittelbaren Zusammenhang.

Dieser Zusammenhang wird auch so ausgedrückt, dass wir in der okkulten Medizin auf die Konstellation der verschiedenen Organe des Menschen das Bild der Beziehungen der Himmelskörper zueinander anwenden:

- das *Herz* als *Sonne,*
- das *Gehirn* als *Mond,*
- die *Milz* als *Saturn,*
- die *Leber* als *Jupiter,*

- die *Galle* als *Mars,*
- die *Nieren* als *Venus* und
- die *Lunge* als *Merkur.*

Wenn wir das Verhältnis der Gestirne zueinander studieren, so können wir uns ein Bild von dem Verhältnis der einzelnen menschlichen Organe zueinander verschaffen.

Es ist unmöglich, dass die Galle vom Ätherleib aus erkrankt, ohne dass deren Krankheit auf die anderen Organe einwirkt, die eben genannt worden sind – und zwar in demselben Verhältnis, wie die Einwirkung von Mars auf die anderen Planeten erfolgt. So müssen wir die Zusammenhänge der Organe kennen, wenn es sich um eine Erkrankung des Ätherleibes handelt.

Das sind vorzugsweise die Krankheiten, für die spezifische Heilmittel anzuwenden sind. Hier treten die Heilmittel ein, die wir draußen im Pflanzen- und Mineralreich finden. Denn was den Pflanzen und Mineralien angehört, hat eine tiefe Bedeutung für das, was dem menschlichen Ätherleib angehört. Wenn wir wissen, dass eine Krankheit im Ätherleib begründet ist und sich daher in einer bestimmten Weise im Drüsensystem ausdrückt, müssen wir das Heilmittel finden, das den Komplex des Zusammenwirkens reparieren, ausbessern kann. In Bezug darauf kommen vorzugsweise die Krankheiten in Betracht, bei denen wir zu beachten haben:

- erstens die Hauptursache, den *Ätherleib,*
- zweitens, dass sie mit dem *Volks- und Rassencharakter* zusammenhängen,
- drittens, dass bei ihnen die *Organe geregelt zusammenwirken.*

Erst bei diesen Krankheiten ist es der Fall, dass spezifische Heilmittel (Spezifika) zur Anwendung kommen können.

Nun haben wir vielleicht die Vorstellung bekommen: Ja, wenn man einen Menschen da- oder dorthin schicken müsste, er aber an einen Beruf gebunden ist, dann kann man ihm nicht helfen!

Da tritt die psychische Methode in jedem Fall als wirksam ein. Das, was psychische Methode zu nennen ist, kommt in Betracht, wenn wir die Krankheit im Ich des Menschen zu suchen haben. Die psychischen Heilmittel können dann ein vollgültiger Ersatz für die physischen Einwirkungen sein. Überall können wir sehen, dass die Menschenseele beim Genießen zum Beispiel der Landluft nicht nur an der frischen Luft gesundet, sondern an der Freude, die sie dabei erlebt. Und diese psychische Einwirkung geht weiter bis auf den Körper.

Derjenige, der ein psychischer Heiler ist, kann durch den Einfluss von Mensch zu Mensch eine solche Sache, die Landluft und dergleichen, ersetzen. Hier kommen die psychischen Methoden zur Anwendung. Sie haben die stärkste

Wirkung auf diese Form der Erkrankung, weil der größte Teil dieser Krankheiten in den Unregelmäßigkeiten des Ich seine Ursache hat.

Kommen wir aber zu den Krankheiten, die durch Unregelmäßigkeiten des Astralleibes entstehen, verlieren die bloß psychischen Methoden ihren großen Wert, obwohl sie auch anwendbar sind. Die psychische Therapie ist hier die seltenere, und es tritt die diätetische Therapie dafür ein.

Und erst wenn wir wissen, dass wir es mit dem zu tun haben, was wir mit der dritten Krankheitsform bezeichnen, dann treten äußere, medizinische Heilmittel ein, zum Beispiel diejenigen, die uns die medikamentöse Therapie an die Hand gibt.

Wenn man den Menschen in seiner Kompliziertheit betrachtet, dann läuft das auch in der Heilweise auf eine Allseitigkeit hinaus. Man darf nicht in Einseitigkeit verfallen.

Diejenigen Krankheiten dann, die sich auf den physischen Leib beziehen, sind die eigentlichen Infektionskrankheiten. Das ist ein wichtiges Kapitel, das wir in den nächsten Vorträgen genauer betrachten wollen, zum Beispiel wenn wir den Ursprung der «Zehn Gebote» kennenlernen. Wir werden sehen, dass all diese Dinge in einem tiefen Zusammenhang stehen.

Diese vier Charakterformen der Krankheiten zeigen uns, dass es da auf gründliche Erkenntnis der ganzen Natur ankommt, nicht nur der physischen Natur, sondern erst recht der geistigen Natur, weil alles Physische als Grundlage den Geist hat.

Wir haben damit noch nicht alles erschöpft. Es gibt noch karmische Ursachen, die bei den Krankheiten der Menschen mitspielen. Das ist das Fünfte, was in Betracht kommt (s. dritter Vortrag).

Es wird sich uns nach und nach einiges über diese fünf verschiedenen Formen von Erkrankung beim Menschen enthüllen. Eine Wendung zum Besseren kann in Bezug auf die medizinische Denkungsart erst eintreten, wenn sie sich mit einer wirklichen Erkenntnis der Menschennatur ganz durchdringen wird. Vorher haben wir überhaupt keine wahre, vollständige Medizin.

Wir dürfen nicht glauben, dass, obwohl diese Dinge jetzt erst wieder erkannt werden, dass diese Auffassung nicht auch eine alte Weisheit sei. Die Medizin hat von der geistigen Erkenntnis ihren Ausgang genommen, aber sie ist später immer materialistischer geworden,

Vielleicht an keiner anderen Wissenschaft als an der medizinischen kann man deutlicher sehen, wie der Materialismus über die Menschheit hereingebrochen ist, sodass die Erkenntnis des viergliedrigen Wesens des Menschen vollständig abhandengekommen ist und unverstanden bleibt.

Dass sich der Materialismus auf dem medizinischen Gebiet in so weitgreifender Weise geltend machen würde, das haben hellsehende Menschen vorhergesehen. Sie haben gesehen, wie um sie herum alle materialistisch zu denken begannen und noch mehr darin fortfahren würden.

Paracelsus (1493-1541), den man im Lager der Materialisten für einen Fantasten hält, hat zu seiner Zeit schon darauf hingewiesen, dass die Medizin sich anschickt, materialistisch zu werden. Er hat darauf aufmerksam gemacht, wie sich eine auf den Geist zurückgehende medizinische Anschauung gegenüber dem ausnimmt, was auf rein materialistischem Feld gewonnen wird.[1]

Heute wird das in den wenigsten Kreisen eingesehen. Es ist in der jetzigen Zeit vielleicht noch schwerer als zur Zeit des Paracelsus, mit einer auf diesem Gebiet paracelsisch gehaltenen Denkungsart durchzudringen. Denn damals stand das medizinische Denken dem Denken des Paracelsus nicht so schroff gegenüber, wie heute die medizinische Wissenschaft fremd und ohne die Möglichkeit eines Verständnisses einem wirklichen Eindringen mit geistigen Blicken in die geistige Natur des Menschen gegenübersteht.

Erst wenn die Gelehrten der Naturwissenschaft im Allgemeinen und die Mediziner im Besonderen in ihrem Labor und an ihrem Seziertisch so arbeiten, als würden sie vor einem Altar stehen, erst dann ist zu erwarten, dass eine tiefere Einsicht in den menschlichen Organismus und eine richtigere Behandlung desselben Platz greift.

---

1 s. Rudolf Steiner, *Von Paracelsus zu Goethe* (Bad Liebenzell 2013).

Zweiter Vortrag

Krankheit und Rhythmus

Berlin, 12. Januar 1909

Meine lieben Freunde!

Da wir in diesem Winter die Bausteine zum Verständnis der Krankheitserscheinungen zusammentragen wollen, so möchte ich heute an den vorletzten Vortrag (21.12.1908) erinnern, wo wir von einem Rhythmus gesprochen haben, der in Bezug auf die vier unteren Glieder der menschlichen Natur vorhanden ist.

Zuerst müssen wir die Frage beantworten: Wie können wir aus einem solchen Wissen heraus die Notwendigkeit und das Ziel der geisteswissenschaftlichen° Bewegung erkennen?

Wir erinnern uns, dass wir gesagt haben: Es bestehen gewisse Verhältnisse zwischen dem Ich, dem Astralleib, dem Ätherleib und dem physischen Leib.

Was in Bezug auf das Ich zu sagen ist, das tritt uns am handgreiflichsten vor Augen, wenn wir uns erinnern, dass wir mit dem Ich die 24 Stunden in Beziehung gesetzt haben, innerhalb derer das Ich den Tag und die Nacht erlebt und zwar so, dass wir diesen Wechsel als Einheit bezeichnen und sagen: Was dabei das Ich durchlebt, unterliegt der Zahl 1, es ist eine Einheit.

Dagegen ist die Zahl, die dem Rhythmus unseres Astralleibes entspricht, unter den gleichen grundlegenden Annahmen die Zahl 7 (7 Tage = eine Woche).

In 24 Stunden ist das Ich wieder an seinen Ausgangspunkt zurückgekommen, der Astralleib langt erst innerhalb von 7 mal 24 Stunden, also nach 7 Tagen, wieder an dem Punkt an, von dem er ausgegangen ist. Er macht also in 7 Tagen dasselbe durch, was das Ich in einem Tag erlebt.

Die Stunde des Aufwachens am Morgen besteht darin, dass wir uns aus dem Dunkel der Bewusstlosigkeit erheben und die Gegenstände der physischen Welt erleben – vom Morgen bis zum Abend. Das ist der regelmäßige Gang eines Tages. Nach einem Tag von 24 Stunden kommt unser Ich an seinen Ausgangspunkt zurück.

Wenn wir in derselben Weise den Ausgangspunkt des Astralleibes suchen, so finden wir, wenn in ihm Regelmäßigkeit herrscht, einen rhythmischen Kreislauf von 7 Tagen. Er betätigt sich sozusagen siebenmal langsamer als das Ich.

Der Ätherleib macht seinen Kreislauf in 28 Tagen (4 mal 7 Tagen), und der physische Leib erst in 280 (10 mal 28) Tagen durch, sodass der Ätherleib in 28 Tagen und der physische Leib erst nach 280 Tagen an seinen Ausgangspunkt zurückkommt.

Für den physischen und den Ätherleib gilt die Regelmäßigkeit nicht in genauer Weise. Wir wissen, dass bei den Menschen große Verschiedenheiten dadurch vorliegen, dass der Ätherleib des Mannes weiblichen Charakter und der Ätherleib der Frau männlichen Charakter hat, wodurch Unregelmäßigkeiten möglich sind.

Aber im Allgemeinen sind die Verhältnisse beim Ich, Astralleib, Ätherleib und physischen Leib wie 1 : 7 : 28 : 280. Diese Verhältnisse zeigen uns die Geschwindigkeit ihrer rhythmischen Umdrehungen. Von «Umdrehungen» ist hier nur bildlich gesprochen, es handelt sich vielmehr um Rhythmen.

Damals habe ich darauf hingewiesen, wie sich manche Erscheinungen des alltäglichen Lebens erklären lassen, die hinter den äußeren Erscheinungsformen stehen, wenn wir solche Dinge betrachten. Sogar in öffentlichen Vorträgen habe ich bei der Besprechung von Gesundheitsfragen auf eine Tatsache hingewiesen, die dem Menschen zu denken geben sollte – eine Tatsache, die selbst der materialistische Forscher kennt, aber nirgends einreihen kann. Es ist die Tatsache, dass bei der Lungenentzündung eine besondere Erscheinung am siebten Tag eintritt.

Da haben wir es mit einer Krisis (Höhepunkt/Wende) zu tun, in der das Fieber aussetzt. Es ist wichtig, das zu beachten, um dem Kranken über diese Krisis hinüberzuhelfen. Das ist eine allgemein bekannte Tatsache, nur ist es verhängnisvoll, dass man meistens den ersten Tag nicht weiß, ihn nicht festgestellt hat, und infolgedessen auch den siebten Tag nicht erkennt.

Warum lässt bei einer Lungenentzündung am siebten Tag das Fieber nach? Nur derjenige, der hinter die Kulissen des Daseins blicken kann, kennt diesen Rhythmus. Er weiß dadurch zu gleicher Zeit, woher solche Erscheinungen wie das Fieber kommen.

Warum tritt Fieber überhaupt ein? Das Fieber selbst ist nicht die Krankheit, sondern etwas wie eine Abwehr gegen die Krankheit, gegen die Schädigung, die zum Beispiel in der Lunge vorhanden ist. Wenn der Mensch gesund ist, müssen alle seine inneren Tätigkeiten zusammenstimmen. Sie kommen aber alle in Unordnung, wenn ein Glied in Störung begriffen ist. Dann versucht der Organismus, alle seine Kräfte dagegen aufzurufen. Wenn ein Feind da ist, entsteht eine Revolution im ganzen Organismus, um den Ausgleich zu finden.

Nun weiß derjenige, der hinter die Kulissen des Daseins schauen kann, dass sich die menschlichen Organe zu sehr unterschiedlichen Zeiten ausgebildet haben. Es ist der menschliche Organismus der denkbar komplizierteste und mannigfaltigste. Die einzelnen Organe sind nicht nur zu verschiedenen Zeiten entstanden, sondern sie sind auch unterschiedlich in ihrer Veranlagung. Alles, was überhaupt in einem Organismus ist, ist das Ergebnis der entsprechenden höheren (übersinnlichen) Glieder. Das, was wir heute zum Beispiel als Lunge haben, hängt mit dem menschlichen Astralleib zusammen, was wir als Herz haben, mit dem Ich.

Was hat die Lunge mit dem Astralleib zu tun? Wir werden später sehen, wie die erste Anlage zur Lunge in den menschlichen Leib hineingeimpft wurde. Heute wollen wir uns nur vor Augen stellen, dass in der Lunge ein Ausdruck des Astralleibes liegt. In anderer Beziehung ist der Ausdruck des Astralleibes das Nervensystem, diese Entwicklungen gehen parallel zueinander.

Dadurch wird die Lunge in den Rhythmus des Astralleibes hineingezogen, der der Zahl 7 unterliegt. Das, was man als Fiebererscheinungen kennt, hängt mit den Funktionen des Ätherleibes zusammen, sodass etwas im Ätherleib vorgehen muss in der Zeit, wenn Fieber da ist. Jedes Fieber steht im Rhythmus des Ätherleibes, aber wie?

Wir müssen uns Folgendes klarmachen: Der Ätherleib, der in 28 Tagen die Periode seines Rhythmus vollendet, bewegt sich wesentlich langsamer als der Astralleib.

Wir dürfen, wenn wir den rhythmischen Gang dieser beiden Leiber betrachten, als Vergleich den Gang der beiden Zeiger einer Uhr heranziehen. Wenn der Stundengang angezeigt wird, hat der eine Zeiger einmal von einer Zahl zur anderen vorzurücken, der Minutenzeiger aber zwölfmal. Das Verhältnis ist also wie 1 zu 12 bei den Uhrzeigern.

Geben wir einmal acht darauf, wenn die beiden Zeiger sich um 12 Uhr mittags decken. Wenn dann der Minutenzeiger einmal herumgegangen ist, wird er sich, wenn er wieder bei 12 ankommt, mit dem Stundenzeiger nicht mehr decken, denn dieser steht dann schon auf 1 Uhr.

In einem ähnlichen Verhältnis ist der Astralleib mit dem Ätherleib verbunden. Der Astralleib fängt an sich zu drehen und hat seinen Kreislauf in 7 Tagen vollendet, er ist dann wieder an seinen Ausgangspunkt zurückgekommen. Der Ätherleib hingegen braucht 28 Tage zu einem Kreislauf und bleibt ein Viertel hinter dem ursprünglichen Zustand zurück.

Tritt eine Krankheit auf, so hängt ein bestimmter Zustand des Astralleibes mit einem bestimmten Zustand des Ätherleibes zusammen. Nach 7 Tagen kommt der Astralleib über einen ganz anderen Punkt des Ätherleibes.

In dem Moment, wo sich Astral- und Ätherleib auf demselben Punkt ihres Kreislaufs treffen und sich decken, tritt als Reaktionserscheinung das Fieber auf. Der Ätherleib muss nicht nur die Kraft haben, das Fieber hervorzubringen, sondern auch die Kraft, es wieder abzuschwächen, wenn sich der Astralleib nach weiteren 7 Tagen in seinem Kreislauf erneut mit dem Ätherleib deckt. Hat der Astralleib mittlerweile die Tendenz, die Krankheit abzuschaffen, so ist das gut, durch das erneute Zusammentreffen wird die Krankheit behoben. Ist das nicht der Fall, so ist die Wirkung eine ungünstige.

Es handelt sich also darum, dass wir solche Rhythmen beachten. Durch Beachtung solcher Rhythmen können wir viele geheimnisvolle Einrichtungen und Zusammenhänge herausfinden. Das Menschenwesen wird uns dadurch immer klarer werden.

Bei anderen Krankheiten ist der 14. Tag besonders wichtig und bei gewissen Erscheinungen der 28. Tag, um den die Krisis, der Paroxismus (heftiger Anfall) besonders stark sein kann. Alle diese Dinge hängen mit den Rhythmen zusammen, die wir schon vor vierzehn Tagen besprochen haben. Mit solchen Betrachtungen dringt man ein klein wenig unter die Oberfläche der physischen Welt.

Wenn wir nach dem Ursprung solcher Rhythmen fragen, so lautet die Antwort, dass sie in den großen kosmischen Verhältnissen liegen. Wir haben wiederholt darauf aufmerksam gemacht, dass der Mensch aus physischem Leib, Ätherleib, Astralleib und Ich besteht – was wir die vier Glieder der menschlichen Wesenheit nennen –, und dass diese in der Evolution durch Saturn, Sonne, Mond und Erde geworden sind.

Wenn wir zurückschauen auf unseren alten Mond, nicht den heutigen Mond, so finden wir, dass dieser noch mit der Erde verbunden war, als die Sonne schon draußen war. Wenn solche Himmelskörper vereint sind, haben ihre Kräfte immer Einfluss auf die Regelmäßigkeit des Lebens ihrer Bewohner. Diese rhythmische Regelmäßigkeit ist nicht zufällig, nicht unzusammenhängend, sondern sie wird von den geistigen Wesen geleitet, von denen wir gesprochen haben.

Der materialistische Wissenschaftler erklärt das Herumkreisen der verschiedenen Himmelskörper in grotesker Weise dadurch, dass er jenes Experiment mit einem Öltropfen in einem Glas Wasser macht, den er durch Drehung mit einer dünnen Papierscheibe sich in einzelne Ringe und getrennt schwimmende Öltröpfchen zerspalten lässt, die dann um den größeren Öltropfen als um ihren Zentralkörper herumkreisen.

Erklärt ist damit gar nichts, denn der Physiker vergisst dabei einen Faktor, der unerlässlich ist. Das ist der Mensch, der das Drehen und die dadurch entstehenden Abspaltungen veranlasst. Es ist ganz hübsch, wenn man sich selbst vergisst, und es sollte geübt werden. Aber im Fall eines wissenschaftlichen Experimentes kann es, wie dieses Beispiel zeigt, auf Irrwege führen. Unendlich viele Menschen leiden unter der Suggestion, diesem Experiment durch die Hand des Professors Glauben schenken zu müssen.

Draußen sind geistige Wesen, die alles anordnen und die Bewegungszeiten regeln. Wir würden, wenn wir auf das alles eingehen, in den Bewegungen der Himmelskörper, die zu einem zusammenhängenden System gehören, zu denselben Rhythmen gelangen, denen unsere vier Glieder unterliegen – eine Beziehung, über die der in solchen Verhältnissen unwissende, materialistisch gesinnte Mensch heutzutage nur lacht.

Der Mond mit seinen vier Vierteln wird noch mit unserer Erde in Zusammenhang gebracht. Es spiegelt sich im Mond kosmisch das Verhältnis, das im Rhythmus des Ätherleibes mit seinen 28 Tagen liegt. In den vier Vierteln des Mondes, die auch 28 Tage zu ihrer Abwicklung brauchen, haben wir diesen Zusammenhang.

Es ist kein Unsinn, das, was wir vorher als Fiebererscheinungen charakterisiert haben, mit dem Mond in Zusammenhang zu bringen. Jenes Verhältnis wurde ursprünglich dadurch geregelt, dass höhere Wesen den Mond in den entsprechenden Umkreis der Erde brachten.

Mit einem Rest alter okkulter Erkenntnis rechnet die heutige Medizin noch in Bezug auf den Rhythmus von (10 mal 28) 280 Tagen des physischen Leibes, wenn sie die Zeit zwischen der Empfängnis des Menschen und seiner Geburt mit 280 Tagen oder 10 Mondmonaten berechnet.

Alle diese Dinge hängen mit den großen kosmischen Weltgeheimnissen zusammen, deren Widerspiegelungen im Menschen zu finden sind.

Wenn wir in der Entwicklung der Menschheit zurückgehen, so sehen wir, dass die Mitte der atlantischen Zeit (s. Fachausdrücke S. 167) ein wichtiger Punkt für die Erdentwicklung ist. Diese atlantische Zeit liegt gerade in der Mitte der sieben Entwicklungszeiten der Erde. Die polarische, die hyperboräische und die lemurische Zeit gingen ihr voraus, sie ist die vierte, und eine fünfte, sechste und siebte folgen ihr. Wir haben in den äußeren Erscheinungen ein genaues Spiegelbild der kosmischen Einrichtungen.

Heute richtet sich der Mensch vielfach nicht mehr nach diesen kosmischen Einrichtungen, besonders in den großen Städten, wo eine feste Zeit des Schlafens und Wachens während der 24 Stunden eines Tages nicht eingehalten wird. Wenn etwas Ähnliches in der lemurischen Zeit eingetreten wäre, wenn der Mensch damals so wenig beachtet hätte, welche äußeren Erscheinungen zu den inneren Vorgängen gehören, so hätte er nicht leben können. Der Mensch hat damals mit Sonne und Mond gelebt und seinen Rhythmus danach eingerichtet.

Unsere Uhr ist auch nach dem großen Weltlauf eingerichtet. Unsere Mittagszeit richtet sich täglich nach Sonnen- und Sternenkonstellation, sodass wir sagen können: Die Rhythmen der Uhrzeiger sind entsprechend den Rhythmen im Kosmos gemacht. Solange diese übereinstimmen, geht meine Uhr richtig.

Der Mensch der alten Zeit hat keine Uhr gebraucht, er richtete seinen Lebenslauf nach den kosmischen Verhältnissen ein, denn damals spürte er noch unmittelbar den Umlauf der kosmischen Verhältnisse. Damals entsprach der innere Rhythmus dem äußeren Rhythmus. Durch die Fortschritte seit der atlantischen Zeit ist diese Deckung nicht mehr da, es ist etwas anderes eingetreten.

Denken wir uns einmal, jemand hätte die Marotte, nicht leiden zu wollen, dass die Zeiger seiner Uhr sich um 12 Uhr decken, und würde dies für 3 Uhr einrichten. Es würde sich aber dadurch das innere Getriebe seiner Uhr nicht ändern. Die Uhrzeiger an der Uhr eines solchen Menschen würden nicht mit den kosmischen Verhältnissen zusammenfallen, aber ihr Rhythmus würde dennoch mit ihnen zusammenstimmen.

So ist des Menschen Rhythmus dadurch verschoben worden, dass er vom Gängelband der kosmischen Verhältnisse frei wurde. Er wäre kein selbstständiges Wesen geworden, wenn er nicht von dem äußeren kosmischen Rhythmus losgekommen wäre. Aber den inneren Rhythmus muss er beibehalten.

So konnte in urferner Vergangenheit die Empfängnis nur zu einer bestimmten Zeit, bei einer bestimmten kosmischen Konstellation stattfinden, und 10 Mondmonate danach konnte die Geburt erfolgen. Dieses Zusammenfallen der kosmischen Verhältnisse fiel weg, aber der Rhythmus blieb, denn das Kind wird heute noch nach 10 Mondmonaten geboren. Allerdings haben sich nicht nur diese 10 Monate verschoben, sondern auch die Zeit selbst hat sich etwas verschoben.

Wenn wir von den kosmischen Verschiebungen absehen, so ist für den Menschen noch etwas Besonderes eingetreten. Es erging ihm wie dem, der die Marotte hat, zur

Mittagsstunde seine Uhr auf 3 zu stellen. In derselben Weise hat sich der Mensch aus dem Kosmos herausgehoben. In der Erdentwicklung ist es ihm so ergangen, dass, als er aus den kosmischen Verhältnissen heraus war, er seinen Rhythmus für gewisse Dinge in Unordnung brachte. Je mehr die Dinge auf der Seite des Körperlichen lagen, wurde der Rhythmus beibehalten, aber je mehr sie auf der Seite des Geistigen lagen, desto mehr geriet er in Unordnung.

Die Wesen, die dem Menschen übergeordnet sind, haben ihre «Menschheitsstufe» auf den unserer Erde vorangegangenen Planeten durchgemacht – die Engel (Söhne des Lebens) auf dem Mond, die Erzengel (Volksgeister/Feuergeister) auf der Sonne, die Zeitgeister (Urkräfte/Geister der Persönlichkeit) auf dem Saturn – wobei Mond, Sonne und Saturn als Vorgänger des jetzigen Erdplaneten zu betrachten sind. Dadurch, dass diese Wesen viel geistiger sind als der Mensch, sind sie auch in ganz anderer Lage als dieser, namentlich in Bezug darauf, dass sie sich in geistigen Dingen nach den Rhythmen der kosmischen Mächte richten.

Es ist ganz ausgeschlossen, dass ein Engel oder ein anderes Wesen der Engelreiche in seinem Denken nicht im Einklang mit der Weltharmonie stehen würde, mit den großen kosmischen Rhythmen. Das Gesetz der Logik ist für die Engel in der Sternenschrift geschrieben, und danach richten sie sich. Der Mensch braucht eine Anleitung dazu, ein Studium der Logik. Als er in seiner jetzigen Gestalt die Erde betrat, ist er aus diesem Rhythmus herausgekommen, daher die Unregelmäßigkeit. Im Astral- und Ätherleib herrscht noch Regelmäßigkeit, aber in seine Verstandesseele ist Unordnung und Regellosigkeit eingezogen.

Dass der Mensch die Nacht zum Tag macht, ist noch das Wenigste. Viel mehr bedeutet es, wenn das, was der Mensch jeden Augenblick innerlich denkt, in seinem Gedankenlauf dem großen Weltenrhythmus widerspricht.

Es besteht nicht die Notwendigkeit, den Menschen zurück zu dem ursprünglichen Rhythmus zu bringen. Dieses «Zurück zur Natur», was die «Naturmenschen» verlangen, ist falsch. Das Leben des Menschen außerhalb des Naturrhythmus muss sein, es gehört zu unserer Entwicklung. All dieses laienhafte Herumreden vom «Zurück zur Natur» versteht nichts von wirklicher Entwicklung. Wenn man heute den Menschen anweist, gewisse Nahrungsmittel nur zu einer bestimmten Jahreszeit zu essen und so weiter, so entspricht dies einer ganz laienhaften Denkweise.

Das Wesentliche ist, sich von jenen äußerlichen Rhythmen unabhängig zu machen. Nicht darin besteht des Menschen Heil und Fortschritt, dass er zu den alten Rhythmen zurückkehrt. Diese gehörten sich für die alten Zeiten. Man soll nicht glauben, dass man sich bemühen muss, wieder mit dem alten Mondrhythmus zu leben.

Aber man darf auf der anderen Seite auch nicht glauben, dass der Mensch ohne Rhythmus leben kann. Man darf sich nicht ganz unabhängig von jedem Rhythmus machen. Der Mensch muss sich von innen rhythmisch wieder neu aufbauen, neu sich mit innerlichem Rhythmus durchdringen, wenn er am Aufbau einer neuen Erde mitwirken will. Er ist jetzt dadurch charakterisiert, dass er den äußerlichen Rhythmus verloren hat, aber den innerlichen Rhythmus noch nicht erhalten hat. Der Mensch ist der Natur entwachsen und noch nicht in den Geist hineingewachsen.

Dieses Hin- und Herzappeln ist im zweiten Drittel des 19. Jahrhunderts auf einem Höhepunkt angelangt. Wir müssen diese Zeichen der Zeit deuten und fragen: Was ist zu tun?

Alles, was wir heute als das Charakteristische des Lebens auch in den Geistesprodukten sehen, ist ungeordnet und chaotisch. Auf allen Gebieten herrscht Chaos (Arhythmisches). Nur derjenige, der noch gute alte Traditionen hat und in ihnen lebt, hat noch etwas Regelmäßigkeit. Aber der Mensch muss sich eine neue Regelmäßigkeit von innen heraus erringen.

Der Mensch wird wohl die Tatsache der Siebenzahl merken, zum Beispiel in ihrer Äußerung beim Abfall des Fiebers am siebten Tag bei der Lungenentzündung. Aber da er nicht regelmäßig denkt, baut er darauf Gedanken ohne innere Regelmäßigkeit. Die Wissenschaft arbeitet ohne innere Regelmäßigkeit. Der Mensch hat keinen Gedankenrhythmus, keinen innerlichen Rhythmus. Er wird in die Dekadenz kommen, wenn er nicht diesen innerlichen Rhythmus aufnimmt.

Wir hören immer in der Geisteswissenschaft°, dass das Wesen des Menschen aus sieben Gliedern besteht. Da hören wir, wie vom Ich aus gearbeitet wird. Es wird umgewandelt: der Astralleib in Geistselbst (Manas) – das ist das fünfte Glied; der Ätherleib in Lebensgeist (Budhi) – das ist das sechste Glied; der physische Leib in Geistesmensch (Atma) – das ist das siebte Glied.

Innerhalb der Bewusstseinsseele wird das Geistselbst, innerhalb der Verstandesseele der Lebensgeist und innerhalb der Empfindungsseele der Geistesmensch entwickelt. Denken wir darüber nach, wie viel wir an Rhythmen mit diesen Grundformeln, diesem Schema überblicken! Unter Umständen sprechen wir davon bis zur Übermüdung, aber es ist ein Schlüssel, der uns durch die Erscheinungen hindurchführt.

Die Sieben ist in der Vier enthalten. In Gedanken wiederholen wir diesen Rhythmus der äußeren Welt und wir gebären ihn wieder im Inneren. Wir regeln unsere Gedanken rhythmisch, indem wir sie auf das Planetensystem und seine Rhythmen richten. Aus dem Chaos unseres Gedankenlebens entwickelt sich dadurch in der Seele ein innerer Rhythmus. Der Kosmos wird lebendig, wenn wir uns im Inneren ein Weltgebäude von Saturn, Sonne, Mond, Erde, Jupiter, Venus und Vulkan aufbauen.

Wenn wir in die Vergangenheit blicken, so haben wir Mond, Sonne und Saturn hinter uns; vor uns haben wir Jupiter, Venus und Vulkan. Auf vergeistigter Stufe wird der Mond zum Jupiter, die Sonne zur Venus und der Saturn zum Vulkan. So sind auch hier die resultierenden Zahlen 4 zu 7 im Makrokosmos wie im Mikrokosmos.

Wir stehen heute erst am Anfang unserer geisteswissenschaftlichen° Betrachtungen, wenn wir auch schon jahrelang arbeiten. Wir können heute auf die inneren Zahlen nur hindeuten, die allem zugrunde liegen. Der Mensch musste, um zur Selbstständigkeit zu kommen, die Uhr in Unordnung bringen wie jener, der seine Uhr zu Mittag statt auf 12 auf 3 stellt. Der große Regulator, den der Seher schaut, ist die Geisteswissenschaft°. Der Mensch muss die Zahl aus sich heraus gebären, wie die Götter den Menschen aus sich heraus geboren haben.

So sehen wir, wie die Geisteswissenschaft° mit dem großen Weltlauf zusammenhängt in dem Zeitalter, wo die Menschen am meisten in das Chaos gekommen sind. Da mussten den Menschen diejenigen Individualitäten als Lehrer gegeben werden, die die Zeichen der Zeit zu deuten verstanden und dem Menschen den Impuls geben konnten, seine Gedanken wieder innerlich rhythmisch ordnen zu lernen.

Immer mehr wird der Mensch aus dem Kosmos herausnehmen, zuletzt Grundkräfte und Grundwesen, wenn er sich von innen heraus regelt. Wir empfinden richtig die Mission der geisteswissenschaftlichen° Bewegung, wenn wir uns die inneren Grundideen aneignen, sodass wir zuletzt dazu kommen, zu sagen: Es liegt gar nicht an uns, dass wir unsere Zeit dadurch begreifen, dass wir eine Geisteswissenschaft° aufnehmen, sondern es kommt darauf an, die inneren Gedankenrhythmen wieder in uns zu gebären, damit unser Sein nicht ein Chaos bleibt, sondern ein Kosmos wird.

Dritter Vortrag

Krankheit und Karma

Berlin, 26. Januar 1909

Meine lieben Freunde!

Wir wollen heute in den Betrachtungen fortfahren, die uns in unseren Zweig°-Vorträgen das Wesen des Menschen von tieferen Gesichtspunkten aus immer mehr erfassen lassen.

Wir werden uns erinnern, dass in den ersten dieser hier gehaltenen Vorträge von den vier Arten gesprochen wurde, in denen beim Menschen eine Krankheit möglich ist. Wir haben darauf hingedeutet, dass wir erst später zum Besprechen dessen kommen würden, was man karmische Verursachungen nennen kann. Heute wollen wir einen Teil dieser karmischen Ursachen und Wirkungen besprechen.

Wir haben angeführt, dass die Einteilung des Menschen in vier Glieder – in physischen Leib, Ätherleib, Astralleib und Ich – zu gleicher Zeit die Möglichkeit gibt, uns eine Übersicht über die Krankheitserscheinungen zu verschaffen. Wir sind darauf aufmerksam geworden, dass jedem dieser vier Glieder im Organismus ein Komplex entspricht, dass er seinen Ausdruck in bestimmten Teilen des physischen Körpers findet:

- Das *Ich* findet seinen Ausdruck im *Blut,*
- der *Astralleib* im *Nervensystem,*
- der *Ätherleib* im *Drüsensystem* und
- der *physische Leib* in sich selbst.

Wir haben daraus die Erkenntnis gewonnen, dass im Ich diejenigen Krankheiten ihren Ursprung haben, die sich in Unregelmäßigkeiten der Blutfunktionen äußern, in dem Astralleib jene Krankheiten, die sich in Störungen des Nervensystems äußern, im Ätherleib die Krankheiten, die sich im Drüsensystem äußern und im physischen Leib diejenigen, die ihren Ausdruck hauptsächlich in äußeren Ursachen finden.

Damit haben wir den Blick auf das hingelenkt, was mit dem einzelnen Lebenslauf des Menschen zusammenhängt. Derjenige, der geisteswissenschaftlich° denkt, der weiß aber, dass ein Krankwerden des Menschen mit dem Karma zusammenhängen muss, dass darin die letzte Ursache jeder Krankheit zu suchen ist.

Aber die Wege des Karmas sind sehr mannigfaltig und verschlungen. Wir müssen dabei auf die feinsten Gliederungen eingehen, um den Zusammenhang zu finden und zu sehen, wie Krankheiten, die in früheren Leben ihre Ursachen haben, sich im Karma ausleben.

Dazu müssen wir zunächst auf das Wirken des Karmas im menschlichen Lebenslauf zurückkommen. Wir haben da einiges zu erwähnen, was die meisten von uns schon wissen, um genauer festzustellen, wie karmische Ursachen von einem Leben in das andere hinübergebracht werden.

Was geschieht mit dem Geist des Menschen nach dem Tod? Beim Durchgang durch die Todespforte kommt der Mensch in eine Lage, in der er während seines ganzen Lebens nicht war. Er ist mit seinem Ich und seinem Astralleib mit dem Ätherleib verbunden, ohne den physischen Leib. Nur in seltenen Ausnahmefällen ist das während des Lebens möglich. Diese Verbindung der drei genannten Leiber, die, wie wir wissen, nur wenige Tage bestehen kann, bringt dem Menschen jenes Erlebnis, das unmittelbar nach dem Tod folgt.

Der Mensch fühlt sich größer werden im Raum, wie wenn er alle Dinge umfassen würde. Es stellt sich vor ihn ein großes Erinnerungstableau, das Bild seines ganzen vergangenen Lebens. Darauf folgt nach kurzer Zeit das Ablegen des Ätherleibes, der sich als ein zweiter Leichnam im Weltäther auflöst. Es gibt Ausnahmefälle, die wir neulich charakterisiert haben, bei denen der ganze Ätherleib unter besonderen Umständen und zu bestimmten Zwecken aufgehoben werden kann. Sonst bleibt nur eine Essenz, ein Extrakt dessen zurück, was der Ätherleib im letzten Leben durchgemacht und erfahren hat.

Dann treten das Ich und der Astralleib, ohne weiter an den physischen und ätherischen Leib gebunden zu sein, in den Zustand ein, den die theosophische Literatur Kamaloka (Ort der Begierden) nennt, wo sie sich das physische Dasein abgewöhnen, aus diesem völlig herauswachsen.

Aber zunächst leben im Astralleib noch all jene Kräfte, die dieser im Augenblick des Todes hatte. Der Astralleib ist der Träger der Leidenschaften und Begierden, und als solcher verlangt er die Dinge, die er im physischen Leben besessen und genossen hat. Aber die Organe zu seiner Befriedigung hat er nicht mehr, und daher fehlt ihm die Möglichkeit, das zu erlangen, was er begehrt.

Die auftretende Begierde macht sich als «Durst nach dem physischen Leben» (Buddha) geltend, und das genau so lange, bis der Mensch sich daran gewöhnt hat, in der geistigen Welt zu leben und das gelernt hat, was Kamaloka ihn zu lehren hat.

Wir haben schon den eigenartigen Verlauf der Zeit im Kamaloka erwähnt. Die Zeit geht dort rückwärts. Das ist anfangs schwer vorzustellen. Der Mensch muss sein Leben in ungefähr einem Drittel der irdischen Dauer desselben zurückleben.

Nehmen wir an, ein Mensch stirbt in seinem 40. Lebensjahr, so erlebt er im Kamaloka erst sein 39., dann sein 38. Lebensjahr und so weiter in rückläufiger Folge, also sein ganzes Leben bis zu seiner Geburt.

Dabei kommt er zu dem Erlebnis, von dem die christliche Botschaft spricht: Ehe ihr nicht werdet wie die Kinder, könnt ihr nicht in die Reiche der Himmel kommen (s. Matthäus 18,3). Denn erst, wenn der Mensch sein ganzes Leben bis zu seiner Kindheit absolviert (durchlaufen) hat, kann er in das Himmelreich (Devachan) eingehen.

Es ist das deshalb schwer vorstellbar, weil die meisten Menschen sich in der physischen Welt° daran gewöhnt haben, die Zeit als etwas Absolutes vorzustellen.

Wir wollen uns jetzt vor die Seele führen, was der Mensch während der Kamalokazeit tut. Er tut da vieles, Mannigfaltiges, aber wir wollen heute nur das besprechen, was uns hier besonders interessiert und sich auf unsere Frage nach den karmischen Wirkungen bezieht. Das bereits kurz beschriebene Zurückleben ist nicht das alleinige Erlebnis im Kamaloka.

Um uns darüber klarzuwerden, wollen wir uns ein Beispiel vor Augen stellen: Nehmen wir an, ein Mensch hat in seinem 20. Lebensjahr etwas getan, was einem anderen geschadet hat. Wenn jemand etwas Derartiges tut, so hat das für den Lebenslauf eine Bedeutung, denn es stellt für den Menschen ein Entwicklungshindernis dar.

Das ist der Sinn der menschlichen Erdenpilgerschaft, dass die Grundkräfte auf Emporentwicklung, auf Weiterkommen angelegt sind, dass sie in diesem Sinne immer weiterstreben. Die Entwicklung schreitet aber so vor, dass der Mensch sich durch manche seiner Taten Hindernisse in den Weg legt.

Wären die Naturkräfte allein tätig, so wäre nur eine kurze Zeit der Erdentwicklung nötig, aber der Sinn der menschlichen Entwicklung könnte dabei nicht erreicht werden. Es ist besser, dass der Mensch sich Hindernisse in den Weg legt, denn durch deren Überwindung wird er stark und macht Erfahrungen. Durch derartige Hemmnisse wird er das starke Wesen, das zur Höherentwicklung geeignet ist.

Der Sinn davon, dass der Mensch sich selbst Steine in den Weg legt, das ist, dass er durch die Kräfte, die er für das Fortschaffen derselben aufbringen muss, innerlich erstarkt. Sonst würde die Welt die so gewonnenen Kräfte, die sie braucht, entbehren müssen.

Wir müssen hier vom Persönlichen, sogar vom «Guten» und «Bösen» absehen, und nur darauf sehen, dass die Weisheit der Weltlenkung gleich am Anfang der Erdentwicklung dem Menschen die Möglichkeit bot, sich selbst Hindernisse in den Weg zu legen, damit er sie auch selbst wieder fortschaffen kann. Die Weisheit der Weltentwicklung und -lenkung, so müssen wir sagen, hat den Menschen «böse» werden lassen, damit er im Wiedergutmachen des Bösen ein stärkeres Wesen wird. Das ist die tiefere Bedeutung und Berechtigung der Hindernisse.

Wenn jener Mensch, den wir uns als Beispiel vor die Seele gestellt haben, in seinem Rückwärtsleben im Kamaloka nach dem Tod in seinem 20. Lebensjahr bei dem Schaden ankommt, den er damals einem anderen zugefügt hat, so erlebt er den Schmerz des Geschädigten wie seinen eigenen Schmerz, und zwar an seinem eigenen Astralleib, genauso, wie der andere ihn damals im Leben gespürt hat.

Wir machen selbst im Kamaloka all das durch, was wir objektiv in der Außenwelt verursacht haben. Durch die Erfahrung, dass Schäden Schmerzen für uns selbst verursachen, nehmen wir die Tendenz (Neigung/Anlage) in uns auf, in einer der folgenden Verkörperungen das auszugleichen, was wir im vergangenen Leben anderen an Schaden zugefügt haben. Am eigenen Astralleib fühlen wir: So wirkt es – und wir merken, dass wir uns einen Stein in den Weg gelegt haben.

In diesem Moment nehmen wir die Kraft in uns auf, dieses Hemmnis, diesen Stein aus unserem Weg zu räumen. Am Ende der Kamalokazeit kommen wir voller solcher Absichten bei unserem Kindheitsstandpunkt an. Und dass wir solche Absichten in uns aufgenommen haben, das bewirkt die eigenen künftigen Lebensläufe.

Setzen wir den Fall: Der Mensch A ist in seinem 40. Lebensjahr gestorben und hat einstmals in seinem 20. Lebensjahr dem Menschen B einen Schaden zugefügt. Er muss im Kamaloka selbst erleben, was er dem B zugefügt hat. Dadurch nimmt er für sein künftiges Leben die Absicht in sich auf, das wiedergutzumachen, was er dem B angetan hat. Das bildet ein Anziehungsband zwischen A und B, und dieses Anziehungsband führt sie im kommenden Leben wieder zusammen.

Diese geheimnisvollen Anziehungskräfte rühren von den Kräftewirkungen im Kamaloka her. Wir werden durch das Kamaloka zu jenen Menschen geführt, damit wir Gelegenheit haben, das wiedergutzumachen, was wir wiedergutzumachen haben.

Das, was wir so zum Ausgleich zu leisten haben, kann aber nicht immer in einem Leben wieder gutgemacht werden. Ob wir in einem Leben mit solchen Menschen zusammenkommen, an denen wir etwas wiedergutzumachen haben, hängt auch von diesen anderen Menschen ab. So verteilt es sich auf viele folgende Leben: Mit dem einen kommen wir in diesem Leben zusammen, mit dem anderen in einem folgenden Leben, um diesen Ausgleich herbeizuführen.

Sehen wir uns aber die Wirkung vom Kamaloka auch noch in anderen Fällen an. Gesetzt, wir fassen im Kamaloka den Entschluss, dieses oder jenes im kommenden Leben auszuführen. Diese Kraft bleibt in der Seele, die mit einer solchen Kraft wiedergeboren wird. Es gibt aber nicht bloß Dinge zu tun, bei denen wir etwas an anderen gutmachen müssen, nein, auch bei anderen Dingen wirkt das Kamaloka.

Zum Beispiel haben wir unser eigenes Leben nicht ordentlich genutzt, wir sind in allerhand Einseitigkeiten geraten, oder wir haben dem Genuss gelebt, wir haben unsere Fähigkeiten nicht ausgebildet. Das sind alles Dinge, die im Kamalokaleben erkannt werden und im nächsten Leben einen Ausgleich verlangen.

Ein solches Verlangen kann im kommenden Leben zehn bis zwanzig Jahre in uns schlummern, aber in unserer Seele liegt all das, was wir an Kamalokakräften aufgenommen haben. Und zu einer bestimmten Zeit tritt ein innerer Trieb oder Drang auf, das auszuführen, das nachzuholen und wiedergutzumachen, was wir einstmals versäumt oder unrichtig gemacht haben. Es kann dieser Drang zum Beispiel in unserem 20. Lebensjahr in uns auftreten.

Aus äußeren Gründen könnten wir es auch wohl ausführen, aber es kann dennoch ein Hindernis in uns geben. Es kann eine Tat erforderlich sein, der wir in unserem Organismus nicht gewachsen sind. Dies ruft eine Disharmonie hervor.

Wir sind auf der einen Seite dem Gesetz der Vererbung unterworfen, da wir unsere Hüllen, nämlich den physischen und den ätherischen Leib, von unseren Vorfahren erben. Dieses Vererbungsgesetz ist nicht außer Acht zu lassen, denn die Seele wird bei ihrer neuen Verkörperung zu jener Familie hingezogen, die ihrem Wesen am meisten verwandt ist. Aber diese entspricht nie ganz den Bedürfnissen der Seele. Besonders in unserer Zeit ist sie schwer zu finden.

Das ergibt dann immer eine gewisse Disharmonie zwischen Vererbung und eigenem Seelengrund. Es fragt sich dann, ob die Seele stark genug ist, das zu überwinden, was nicht zu ihr passt.

Es gibt starke Seelen, die dadurch in sich gefestigt und stark geworden sind, dass sie in dem ihnen passenden, wenn auch nicht absolut passenden Körper inkarniert sind. Sie können so stark sein, dass sie annähernd all das überwinden, was nicht zu ihnen passt.

Wenn wir zum Beispiel das Mittelhirn betrachten, so erben wir das als äußeres Instrument aus der Vorfahrenreihe. Es ist aus der Vererbung soundso gestaltet, und wir werden in dasselbe hineingeboren. Bis zu einem gewissen Grad kann sich die Seele diesem Werkzeug anpassen, die stärkere Seele kann es besser, die schwächere weniger gut.

Widerstrebt aber dieses Organ des Gehirns dem Seelengrund, können die Kräfte der Seele dieses widerstrebende Instrument nicht handhaben, so tritt eine Art geistigen Defekts, eine geistige Erkrankung ein. Das melancholische Temperament zum Beispiel und die Hypochondrie gehören mit in diese Kategorie. Die Kräfte der Seele sind nicht stark genug, die Unangemessenheit der Vererbungskräfte zu überwinden.

Dieser Zwiespalt ist der geheime Grund aller Disharmonien und Unzufriedenheiten, in Wirklichkeit sind sie alle darin begründet. Und das, was der Mensch sieht, ist nur Maske dieser geheimen Vorgänge, die in der Beziehung der Seele wurzeln, die diese mit den Vererbungskräften eingeht.

Denken wir uns also den Menschen, der in seinem 20. Lebensjahr bestrebt ist, etwas aus seinem früheren Leben wiedergutzumachen, bei dem aber die Seele außerstande ist, die inneren Widerstände der physischen Organisation zu überwinden. Dem Menschen ist zunächst nicht recht bewusst, was da in seinem ganzen Wesen vorgeht:

- In *seiner Seele* lebt der Trieb etwas auszugleichen,
- die *äußeren Umstände* sind günstig,
- aber er ist nicht fähig, seine *inneren Organe* zu gebrauchen,

um das dem dunklen Trieb Entsprechende zu erkennen und auszuführen.

Die Wirkung von alldem tritt dann als Erkrankung auf. Der ganze Krankheitsprozess wird dahingehend ablaufen, dass dieser Mensch tüchtig gemacht wird, die ausgleichende Tat ein nächstes Mal auch auszuführen.

Die Seele kämpft gegen ein unbrauchbares Organ, sie läuft Sturm gegen dasselbe und zertrümmert es. Das Organ wird zertrümmert unter dem Einfluss der Seelenkräfte. Die Folge davon ist die Reaktion: Es tritt ein Heilungsprozess ein, um das Organ wieder aufzubauen. Das Organ, das nicht so war, dass der Mensch damit seine Arbeit tun konnte, wird neu so aufgebaut, wie es gebraucht wird.

Jetzt hat die Seele durch die Zertrümmerung eine andere Kraft in sich aufgenommen, sodass sie das nächste Mal, bei einer entsprechenden Wiederverkörperung, das Organ so gestalten kann, dass sie damit ihre Arbeit ausführen kann.

So kann es die Krankheit sein, die uns tüchtig macht, in einem nächsten Leben das wiedergutzumachen, was wir in diesem Leben wiedergutmachen wollten, aber nicht konnten.

So ist die Krankheit ein Prozess zur Aufwärtsentwicklung. Damit die Seele die dazu nötige Kraft entwickelt, muss das im jetzigen Leben nicht ausreichende Organ zertrümmert werden.

Das Gesetz, das da waltet, muss so ausgedrückt werden: Der Mensch muss sich seine Kräfte Stück für Stück dadurch aufbauen, dass er Widerstände in der physischen Welt überwindet. Das ist der tiefere Grund aller unserer Krankheiten. Unsere jetzigen Tüchtigkeiten (Fertigkeiten) waren unsere Krankheiten in früheren Leben.

Kehren wir zu unserem Beispiel zurück: Dadurch, dass jener Mensch seine Unfähigkeit bemerkt, sein Mittelhirn zu gebrauchen, zertrümmert er es und baut es wieder auf. Er lernt dadurch neue Kräfte zu gebrauchen, die er damit entwickelt.

Was wir uns selbst durch Zerstören und Wiederaufbauen erringen, das haben diejenigen gefühlt, die den indischen Gott Shiva als Zerstörer und Wiederhersteller verehrt haben, als die Kraft, die in solchen Dingen waltet.

Da haben wir eine der Arten, wie Krankheitsprozesse karmisch herbeigeführt werden. Dasselbe gilt aber auch für die Menschen im Allgemeinen, wo wir Karma in typischen

Krankheiten auftreten sehen. Es sind jene Prozesse, wo weniger die Individualität des Menschen in Betracht kommt. Das ist zum Beispiel bei den typischen Kinderkrankheiten der Fall, wo das Kind lernen soll, den inneren Teil seines Organismus zu beherrschen.

Wir sehen, dass Krankheiten, die im karmischen Zusammenhang stehen, den Menschen tüchtig machen. Aber wir dürfen das nur innerhalb der Grenzen sehen, innerhalb derer es charakterisiert worden ist. Es gibt noch einen anderen Fall in Bezug auf die karmischen Verursachungen, wenn wir die Verhältnisse des Lebens betrachten.

Nehmen wir an, wir lernen dies oder jenes, was wir so im Leben lernen. Der Prozess des Lernens ist ein absolut notwendiger Prozess, aber das Lernen ist noch der äußerlichste Prozess. Wenn wir etwas lernen, handelt es sich darum, dass wir damit noch lange nicht all das auch erlebt haben, was das Gelernte uns geben kann, was es an uns tun soll. Was wir in unseren verschiedenen Inkarnationen als ein Durchlebtes in uns hineingebracht haben, das erst ist wirksam in uns. Wir haben es in uns als Temperament, als innere Eigenschaft, als Fähigkeit und so weiter.

Der Umkreis dessen, was wir von einem Leben ins andere mitbringen, ist aber ein begrenzter. Was wir zum Beispiel als Gedächtnissache in uns haben, ist loser mit uns verbunden. Was wir lernen, das erleben wir erst wirklich nach dem Tod, wo wir es durch das Lebenstableau unserem

Ätherleib, das heißt jener bleibenden Essenz unseres Ätherleibes, einverleiben müssen – der Essenz, die durch die eigene Arbeit unseres Ich bereits umgewandelt wurde.

Nehmen wir an, wir haben in einem Leben etwas gelernt und sind wiedergeboren. Es kann sein, dass durch Vererbung – oder weil unser Lernen nicht harmonisch verlaufen ist –, wir nach einer Richtung zwar gut entwickelt, aber nach einer anderen Richtung nicht gleichmäßig vervollkommnet sind, sodass nur ein Teil unseres Gehirns sich gut entwickelt hat. Andere Dinge aber haben wir nicht gelernt, wenigstens nicht so gelernt, dass wir sie auch als Erfahrungsinhalt ausleben können.

Wir müssen in unserem jetzigen Leben schrittweise vorgehen, wir müssen diese Einseitigkeiten erkennen und erfahren. Es kann auch sein, dass wir wiedergeboren sind mit Früchten, mit Erfahrungen, uns aber die Möglichkeit fehlt, diese auszugestalten.

Selbst ein Mensch, der bis zu einem gewissen Grad ein Eingeweihter war und dann wiedergeboren wird, wenn er im letzten Leben andere neue Kräfte nicht hat entwickeln können, sie nicht harmonisch ausgebildet hat, wird das Organ vermissen, um das auszugleichen. Die Folge davon ist, dass an einem gewissen Punkt seines Lebens eine Erkrankung auftreten muss.

Hier liegt die karmische Ursache sehr, sehr tief. Ein Teil des Organismus muss zertrümmert und wieder neu aufgebaut werden. Wenn dies von der Einweihung herrührt, ist es gewöhnlich so, dass die Seele ein Gefühl von der Disharmonie hat und die Frucht schon in dem betreffenden Leben erringt.

Es braucht das nicht bewusst zu sein, es kann durchaus unbewusst bleiben. Die Seele spürt dann unmittelbar nach der Krankheit, dass sie jetzt das hat, was sie vorher nicht hatte – die Erleuchtung. Sozusagen ein Knopf im Gehirn, der vorher nicht aufgegangen war, ist durch eine schwere Krankheit zertrümmert worden. Und jetzt spürt die Seele die Kräfte, die sie als Frucht erhalten hat.

Wir müssen gerade bei Erkenntnisprozessen die Krankheitsprozesse als Vorbedingung auffassen. Schon mancher hat erfahren, dass ihm ein Gefühl einer Unbefriedigtheit lange auf der Seele lag, etwas, das nicht herauskonnte. Dann kommt eine schwere Krankheit, und die Überwindung dieser Krankheit ist für ihn wie eine Erlösung. Ein Organ ist brauchbar geworden, das vorher nicht funktioniert hat. Es gibt im Menschenleben auch in untergeordneten Lebensverhältnissen viele solcher «Knöpfe», wo wir einseitig sind und vor der Notwendigkeit stehen, dies oder jenes zu entwickeln. Da liegt die Veranlagung zu mancher Krankheit.

Aber wir dürfen niemals damit zufrieden sein zu sagen, dass die karmische Verursachungslinie nur in vergangenen Leben zu suchen ist und dass sie in diesem gegenwärtigen

Leben ihren Abschluss findet. Es hieße Karma missverstehen, wenn wir nur in die Vergangenheit sehen würden. Dann wird es zu einer Art Fatum (Verhängnis).

Wenn wir das Karma aber zu einem Gesetz des Handelns machen, da gewinnt es Fruchtbarkeit, indem wir aus der Gegenwart in die Zukunft schauen und es in die Zukunft hineintragen.

Alles weist uns auf dieses große Gesetz im Menschendasein hin. Um wenigstens zu ahnen, wie das zusammenhängt, müssen wir einen Blick zurückwerfen in die alte lemurische Zeit. Da lebte der Mensch ganz im göttlich-geistigen Dasein. Es wurden die Hüllen für sein Erdenziel, für sein jetziges Dasein geschaffen, ehe er in die menschliche Inkarnation eintrat. Da war nicht in demselben Sinn, wie wir es jetzt betrachtet haben, dem Menschen die Möglichkeit gegeben, Krankheiten in sich einzupflanzen. Er konnte nicht irren, er stand unter göttlich-geistigen Kräften. Alles, was er war, hatte er von ihnen.

Erst dadurch, dass er durch diese Hüllen von diesem unmittelbaren Zusammenhang gleichsam abgeschlossen wurde, war die Möglichkeit der Erkrankung gegeben – dadurch, dass falsche innere Organe entstanden.

Wenn wir uns fragen, wo wir am besten lernen können, welches die Wege der Heilung sind, so müssen wir in jene Zeiten zurückblicken, wo die göttlich-geistigen Kräfte allein wirkten und absolute Gesundheit herrschte: vor der ersten Verkörperung. Dieser Ausgangspunkt wird uns in den Mythen dargestellt. Wir wollen versuchen, daraus zu lernen, wenn wir auch heute auf diese Quellen nur hinweisen können.

Nur auf den griechischen Äskulap-Dienst will ich aufmerksam machen. Äskulap war der Sohn des Apollo und sozusagen der Vater der ersten Ärzte. Was wird von ihm erzählt? Sein Vater bringt ihn in seiner Jugend auf jenes Gebirge, wo er zum Schüler des Kentauren Chiron wird, der ihn in den Heilkräften der Pflanzen und in anderen Heilkräften unterrichtet. Was für ein Wesen war dieser Kentaur Chiron? Er repräsentiert diejenigen Wesen, wie wir sie vor ihrem Herabsteigen in der lemurischen Zeit charakterisiert haben.

In diesem Mythos vom Äskulap verbirgt sich das, was in dem entsprechenden Mysterium (Orakel/Einweihungsstätte) gezeigt wurde, nämlich das, was die Kräfte der Gesundheit waren, ehe der Mensch in die erste Verkörperung eintrat. Vom Ausgang unserer irdischen Pilgerschaft ist dieser Mythos das entsprechende Bild.

Wir sind erst beim ABC unserer Geisteswissenschaft°. Wenn wir tiefer eingedrungen sein werden, so werden sich uns gerade die Mythen immer mehr als Bilder für solche tiefen Geheimnisse zeigen. Der Zusammenhang des Weltganzen wird uns immer klarer werden. Dann werden wir auch das Leben unter diesen Gesichtspunkt stellen und die Geisteswissenschaft° wird sich in das Alltagsleben der Menschen einleben, sodass wir Geisteswissenschaft° leben und in der Verwirklichung dessen, was sie lehrt, den Impuls für unseren Aufstieg finden.

Vierter Vortrag

Krankheit und Therapie

Penmaenmawr, 28. August 1923

Meine sehr geehrten Damen und Herren!

Da gewünscht worden ist, dass ich an einem unserer Abende über die aus der anthroposophischen Weltanschauung herausgewachsenen therapeutischen Prinzipien spreche, so komme ich diesem Wunsch sehr gerne entgegen.

Es ist schwierig, gerade über diesen Gegenstand kurz gefasst zu sprechen. Es ist schwierig, weil der Gegenstand ein außerordentlich ausgebreiteter ist, und man in einem ganz kurzen Vortrag, der nur aphoristisch (knapp) sein kann, kaum eine richtige Vorstellung von dem hervorrufen kann, worauf es ankommt. Auf der anderen Seite liegen gewisse Betrachtungen, die dabei angestellt werden müssen, dem allgemeinen Menschenbewusstsein fern. Dennoch will ich versuchen, die Dinge, auf die es ankommt, so allgemein verständlich, als es möglich ist, am heutigen Abend darzulegen.

Dass sich innerhalb der anthroposophischen Bewegung auch eine medizinische Strömung findet, das rührt ganz gewiss nicht daher, dass wir als Anthroposophen überall dabei sein wollen und überall unsere Nase hineinstecken möchten. Das ist nicht der Fall.

Während die anthroposophische Bewegung ihren Weg durch die Welt zu machen versuchte, fanden zu dieser Bewegung auch Ärzte, ernsthaft strebende Ärzte hinzu. Und eine große, verhältnismäßig große Anzahl solcher Ärzte waren zu dem mehr oder weniger klaren Bewusstsein gekommen, wie schwankend die Anschauungen der heute offiziell geltenden Medizin sind, wie für das Verständnis der Krankheitsprozesse und ihrer Heilung vielfach die Grundlagen fehlen.

Diese Grundlagen fehlen der offiziellen Wissenschaft aus dem Grund, weil das, was heute Geltung, wissenschaftliche Geltung hat, sich nur auf die heute allgemein gebräuchliche Naturwissenschaft stützen will. Diese Naturwissenschaft wiederum, sie glaubt nur mit dem sicher zu gehen, was sie auf mechanisch-physikalische oder chemische Weise in der Natur feststellen kann. Und sie wendet dann das, was sie durch Physik und Chemie über äußere Naturvorgänge findet, auch da an, wo sie zum Verständnis des Menschen kommen will.

Aber wenn auch im Menschen eine Art Konzentration, mikrokosmischer Konzentration aller Weltprozesse enthalten ist, so sind doch die äußeren physischen und chemischen Prozesse im menschlichen Organismus selbst niemals in der Form vorhanden, in der sie draußen in der Natur vorgehen.

Der Mensch nimmt die Stoffe der Erde in sich auf, die nicht bloß passive Stoffe sind, sondern die von Naturprozessen und von Naturkräften immer erfüllt sind. Ein Stoff sieht nur äußerlich so aus, als ob er etwas in sich Ruhendes wäre, in Wirklichkeit webt und lebt alles in dem Stoff. Und so nimmt der Mensch auch diese Vorgänge, dieses Weben und Leben, wie es sich chemisch und physikalisch in der Natur abspielt, in seinen Organismus auf. Aber er verwandelt es gleich in seinem Organismus, er macht es in seinem Organismus zu etwas anderem.

Dieses andere, was aus den Naturprozessen im menschlichen Organismus wird, das kann man nur verstehen, wenn man zu einer wirklichen Menschenbeobachtung kommt. Aber die heutige Naturwissenschaft, indem sie sich einzig und allein auf das Physikalische und das Chemische stützen will, schließt von ihrem Gebiet das aus, was sich im Menschen als das eigentlich Menschliche abspielt – auch im physischen Körper des Menschen als das eigentlich Menschliche abspielt.

Denn im physischen Körper des Menschen spielt sich niemals etwas ab, was nicht zu gleicher Zeit unter dem Einfluss der ätherischen Vorgänge, der astralischen Vorgänge und der Ich-Vorgänge liegt. Indem aber die Naturwissenschaft ganz und gar von den Ich-Vorgängen, von den astralischen Prozessen und von dem ätherischen Weben und Leben absieht, kommt sie gar nicht an den Menschen heran.

Daher kann diese Naturwissenschaft nicht in das menschliche Innere so hineinschauen, dass ihr klar wird, wie die äußeren chemischen und physikalischen Prozesse im Menschen weiterwirken – wie sie im gesunden Menschen weiterwirken und wie sie im kranken Menschen weiterwirken.

Wie soll man aber die Wirkung eines Heilmittels in der richtigen Art beurteilen, wenn man sich kein Verständnis dafür verschaffen kann, wie irgendein Naturding, das wir in den Organismus einführen oder mit dem wir den Organismus behandeln, wie das im menschlichen Organismus weiterwirkt?

Der denkbar größte Fortschritt auf medizinischem Gebiet ist in der neueren Zeit nur auf dem Gebiet der Chirurgie gemacht worden, wo es sich um äußere mechanische Handhabung handelt. Dagegen herrscht auf dem Gebiet – nicht nach meinem Urteil, sondern nach dem Urteil der Ärzte, die sich das alles zum Bewusstsein gebracht haben –, herrscht auf dem Gebiet der Therapie eine große Verwirrung, weil man den Zusammenhang zwischen irgendeinem Naturding und der Wirkung auf die Krankheit nicht durchschauen kann, wenn man durch die besondere Ansicht, die man durch die Naturwissenschaft hat, den Menschen selbst von der wissenschaftlichen Betrachtung ausschließt.

Indem Anthroposophie gerade darauf ausgeht, den Menschen in seinem innersten Wesen kennenzulernen – sowohl als ein übersinnliches als auch als ein sinnliches Wesen –, kann aus der Anthroposophie heraus auch eine Erkenntnis über die Behandlung des Menschen im Krankheitsfall mit diesen oder jenen Naturmitteln geschöpft werden.

Im Grunde steht man heute in der Medizin vor einer Erkenntnisgrenze, schon wenn man nach dem Wesen der Krankheit fragt. Was ist denn eine Krankheit?

Aus den heutigen wissenschaftlichen Erkenntnissen lässt sich die Frage, was eine Krankheit ist, gar nicht beantworten. Denn was ist nach diesen naturwissenschaftlichen Anschauungen die Summe all der Vorgänge, die im gesunden Menschen sich abspielen? Vom Kopf, vom äußersten Kopfende bis zum Fuß, bis zum letzten Zehenende, sind das «Naturprozesse».

Aber was sind denn die Prozesse, die sich während der Krankheit in der Leber, in der Niere, im Kopf, im Herzen, wo immer abspielen, was sind das für Prozesse? Naturprozesse sind es! Alles, was gesunde Prozesse sind, sind Naturprozesse; alles, was Krankheitsprozesse sind, sind auch Naturprozesse. Warum ist denn der Mensch unter der einen Sorte von Naturprozessen «gesund» und unter der anderen Sorte von Naturprozessen «krank»?

Es handelt sich gerade darum, dass man nicht im Allgemeinen, nebulos herumredet: Nun ja, die gesunden Naturprozesse sind «normal», die kranken Naturprozesse sind «abnormal». Da stellt wirklich, wenn man nichts weiß, «ein Wort zur rechten Zeit sich ein» (*Faust,* 1. Teil, Studierzimmer II).

Es handelt sich darum, dass man, wenn man nur die allgemeine Naturwissenschaft anwendet, wie sie heute üblich ist, dass man an den Menschen herangeht, am liebsten nicht an den lebenden Menschen, sondern an die Leiche, sodass man da oder dort irgendein Stück des Organismus nimmt und sich Vorstellungen darüber macht, welche gesunden oder krankhaften Prozesse darin vorgehen.

Da ist es gleichgültig, ob man irgendein Gewebe aus dem Kopf oder aus der Leber oder aus der großen Zehe nimmt. Alles wird letztendlich auf die Zelle zurückgeführt. Die Histologie, die Gewebelehre, ist nach und nach die bestausgebildete Menschenlehre geworden.

Wenn man aber in die kleinsten Teile hineingeht und alle Kräftezusammenhänge weglässt, dann sind, so wie in der Nacht alle Kühe grau sind, dann sind alle Organe im Menschen gleich. Aber man bekommt dann eine Graue-Kühe-Wissenschaft, nicht eine wirkliche Wissenschaft, die sich der Spezifität der einzelnen Organe im Menschen annimmt.

Was als Grundlage dafür dienen muss, das habe ich erst vor einigen Jahren auszusprechen gewagt, obwohl es mich jetzt seit reichlich mehr als 30 bis 35 Jahren beschäftigt.

Man stellt sich gewöhnlich vor, dass Geisteswissenschaft sehr leicht zu ihren Resultaten kommt. Man meint, man braucht nur in die geistige Welt hineinzuschauen, dann bekommt man alles heraus, während man es schwerhat, wenn man im Labor, im physikalischen Kabinett oder in der Klinik arbeiten muss. Da muss man sich Mühe geben. In der Geisteswissenschaft handelt es sich nur darum, dass man in die Welt des Geistes hineinschaut, dann kriegt man alles heraus.

So ist es aber nicht. Gerade gewissenhafte Geistesforschung erfordert mehr Mühe und vor allen Dingen mehr Verantwortung als das Hantieren im Labor, in der Klinik oder an der Sternwarte. Und so ist es, dass zwar die erste Konzeption dessen, was ich jetzt kurz prinzipiell andeuten will, vor 35 Jahren vor mir stand, dass ich aber erst vor einigen Jahren, nachdem alles verarbeitet worden ist und vor allen Dingen auch an der gesamten Naturwissenschaft der Gegenwart verifiziert worden ist, dass ich das erst vor einigen Jahren aussprechen konnte.

Und gerade unter dem Einfluss dieser Prinzipien über die Gliederung des Menschen ist das entstanden, was ich eben erwähnt habe, diese therapeutische Strömung innerhalb unserer anthroposophischen Bewegung.

Wir müssen im Menschen, wenn wir ihn als physischen Menschen vor uns haben, drei voneinander verschiedene Glieder unterscheiden. Diese drei verschiedenen Glieder können wir in der verschiedensten Art benennen, aber wir kommen am besten an sie heran, wenn wir sie so charakterisieren, dass wir sagen:

Der Mensch hat als erstes System seines physischen Wesens das Nerven-Sinnessystem, das hauptsächlich im Kopf lokalisiert ist.

Der Mensch hat als zweites System das Rhythmische System. Das umfasst die Atmung, das umfasst die Blutzirkulation. Es umfasst aber auch die rhythmischen Tätigkeiten der Verdauung und so weiter. Das ist das zweite System des Menschen.

Und das dritte System des Menschen ist der Zusammenhang zwischen dem Bewegungssystem, dem Gliedmaßensystem und dem eigentlichen Stoffwechselsystem. Dieser Zusammenhang wird uns sofort klar, wenn wir daran denken, dass gerade durch das Bewegen der Glieder der Stoffwechsel gefördert wird und dass nach innen die Gliedmaßen ganz organisch mit den Stoffwechselorganen zusammenhängen. Das wird auch die Anatomie unmittelbar zeigen. Wir sehen, wie die Beine und ebenso die Arme sich nach innen in den Stoffwechselorganen fortsetzen. Sodass wir am Menschen unterscheiden können drei Systeme:

- Das *Nerven-Sinnessystem,* hauptsächlich im *Kopf* lokalisiert,
- das *Rhythmische System,* hauptsächlich in der *Brust,* um das Herz herum, lokalisiert und
- das *Stoffwechsel-Gliedmaßensystem,* das hauptsächlich in den *Gliedmaßen* und in den daranhängenden Stoffwechselorganen lokalisiert ist.

Aber man darf sich diese Gliederung des Menschen nicht so vorstellen, wie es einmal ein Professor getan hat, um die anthroposophische Bewegung anzuschwärzen. Der versuchte nicht, in das einzudringen, was mit dieser Gliederung gemeint ist, sondern er versuchte diese Gliederung des Menschen anzuschwärzen und sagte: Diese Anthroposophen behaupten, der Mensch besteht aus drei Systemen, aus dem Kopf, dem Rumpf und den Gliedmaßen. Ja, man kann natürlich auf diese Art eine Sache sofort lächerlich machen.

Denn es handelt sich nicht darum, dass das Nerven-Sinnessystem nur im Kopf ist. Es ist hauptsächlich im Kopf, aber es dehnt sich dann über den ganzen Organismus aus, sodass der Mensch seine Kopforganisation über den ganzen Organismus verbreitet hat. Ebenso dehnt sich das Rhythmische System nach oben und nach unten über den ganzen Organismus aus. Der Mensch ist also wiederum ganz Rhythmisches System. Ebenso ist er ganz Stoffwechsel-Gliedmaßensystem.

Wenn wir die Augen bewegen, sind die Augen «Gliedmaßen». Also nicht räumlich nebeneinander stehen diese Systeme, sondern sie sind ineinandergegliedert, sie stecken ineinander. Man muss sich ein exaktes Denken angewöhnen, wenn man diese Gliederung des Menschen im richtigen Sinne beurteilen will.

Nun sind das erste und das dritte System, das Nerven-Sinnessystem und das Gliedmaßen-Stoffwechselsystem, eigentlich einander polar entgegengesetzt. Was das eine erzeugt, zerstört das andere, was das andere zerstört, erzeugt das eine. Sie wirken also ganz im entgegengesetzten Sinne.

Und das mittlere System, das Rhythmische System, stellt die Beziehung zwischen beiden her. Da wird gewissermaßen zwischen beiden hin- und hergependelt, damit ein Einklang zwischen dem Zerstören durch das eine System und dem Aufbauen durch das andere System immer stattfinden kann.

Wenn wir zum Beispiel das Stoffwechselsystem ins Auge fassen, so wirkt dieses Stoffwechselsystem mit seiner größten Intensität natürlich im menschlichen Unterleib. Aber das, was im Unterleib vor sich geht, das muss eine polar entgegengesetzte Tätigkeit im Haupt des Menschen hervorrufen, im Nerven-Sinnessystem, wenn der Mensch gesund sein soll.

Denken wir aber, dass jene intensive Tätigkeit, die die Tätigkeit des menschlichen Verdauungssystems ist, dass sich diese durch eine zu starke Intensität bis zum Nerven-Sinnessystem ausdehnt, sodass die Tätigkeit, die im Stoffwechselsystem sein sollte, auf das Nerven-Sinnessystem übergreift.

Beide sind dann «Naturprozesse», aber wir sehen, warum der eine Naturprozess zum «Abnormen» führt. Er gehört nur in das Stoffwechselsystem hinein, und er bricht durch nach oben in das Nerven-Sinnessystem.

Dadurch entstehen die verschiedenen Formen einer von der Medizin heute als quantité négligeable (als Belanglosigkeit) behandelten, aber von einem großen Teil der Menschheit nicht so erlebten Krankheit, denn diese Krankheitsform ist überall bekannt. Dadurch entsteht nämlich das, was als Migräne in ihren verschiedenen Formen bekannt ist.

Und man muss, um die Migräne in ihren verschiedenen Formen zu verstehen, diesen Prozess verstehen, der sich in seiner Intensität im Stoffwechselsystem abspielen sollte, und der zu dem Nerven-Sinnessystem durchbricht. Die Nerven und die Sinne selbst werden so behandelt, dass der Stoffwechsel in sie hineinschießt, statt dass er an seinem ordentlichen Ort bleibt.

Auch das Umgekehrte kann stattfinden. Der Prozess, der am intensivsten im Nerven-Sinnessystem sein soll und der dem Stoffwechselprozess ganz entgegengesetzt ist, der kann wiederum zum Stoffwechselsystem durchbrechen – sodass im Stoffwechselsystem, statt dass dort nur ein ganz untergeordneter Nerven-Sinnesprozess vor sich geht, ein gesteigerter Nerven-Sinnesprozess sich abspielt. Das, was dem Kopf gehört, tritt in dem Unterleib auf, die Kopftätigkeit tritt im Unterleib auf. Wenn dies geschieht, dann entsteht im Menschen die gefährliche Krankheit des abdominalen Typhus.

So sieht man dadurch, dass man diesen dreigliedrigen Menschen von Grund aus versteht, wie sich aus dem gesunden Prozess der Krankheitsprozess im menschlichen Organismus herausentwickelt.

Wäre unser Kopf mit seinem Nerven-Sinnessystem nicht so organisiert, wie er organisiert ist, dann könnten wir nie einen Typhus haben. Wäre unser Unterleib nicht so organisiert, wie er organisiert ist, so könnten wir niemals eine Migräne haben. Aber die Kopftätigkeit soll im Kopf, die Unterleibstätigkeit im Unterleib bleiben. Brechen sie durch, so entstehen solche Krankheitsformen.

Und wie auf diese beiden besonders charakteristischen Krankheitsformen, so kann man auf andere Krankheitsformen hindeuten, die immer dadurch entstehen, dass eine Tätigkeit, die in ein gewisses Organsystem gehört, sich an einem anderen Ort, in einem anderen Organsystem geltend macht.

Geht man nur anatomisch-physiologisch vor, so sieht man, wie die kleinsten Teile im Gewebe des Organismus drin sind, aber man sieht nicht dieses Wirken von polar entgegengesetzter Tätigkeit. An der Nervenzelle können wir nicht studieren, wie sie der Leberzelle entgegengesetzt organisiert ist.

Wenn wir aber ins Ganze des Organismus so hineinschauen, dass er uns in seiner Dreigliederung erscheint, dann merken wir auch, wie die Nervenzelle eine Zelle ist, die sich fortwährend auflösen will, die fortwährend abgebaut werden will, wenn sie gesund sein soll, und wie die

Leberzelle etwas ist, was fortwährend aufgebaut werden will, wenn sie gesund sein soll.

Das sind polar entgegengesetzte Tätigkeiten. Die wirken in der richtigen Weise, wenn sie im Organismus entsprechend verteilt sind, die wirken in der unrichtigen Weise, wenn sie ineinander eindringen.

Das Rhythmische System steht in der Mitte und will immer den Ausgleich schaffen zwischen den einander polar entgegengesetzten Tätigkeiten des Nerven-Sinnessystems und des Stoffwechsel-Gliedmaßensystems. (Es wird übersetzt).

* * *

Meine sehr geehrten Damen und Herren!

Ich möchte nun ein besonderes Beispiel auswählen, um zu zeigen – ich kann natürlich alles nur aphoristisch erörtern –, wie man die Beziehung zwischen dem aus der Natur genommenen Heilmittel mit seinen Kräften und den im Inneren des Menschen wirkenden Gesundungs- und Erkrankungskräften finden kann.

Wir wollen unseren Blick auf ein ganz bestimmtes Erz hinwenden, das sich in der Natur findet, auf das Antimonerz.

Das Antimon hat, schon wenn man es äußerlich betrachtet, eine außerordentlich interessante Eigenschaft. Es formt sich in der Natur so, dass Spieße entstehen, stangenförmige, spießartige Gliederungen, die sich aneinanderlegen, sodass wir das Antimonerz in der Natur so finden, dass wir es etwa so zeichnen können (s. Zeichnung).

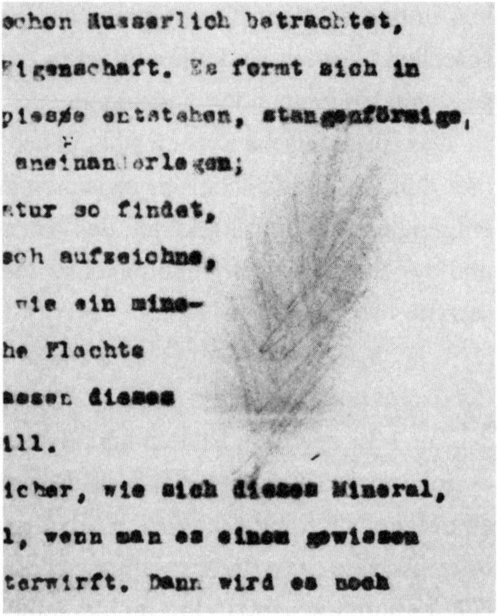

Fast wie ein mineralisches Moos oder eine mineralische Flechte wächst das. Man sieht, dass es sich als Mineral gewissermaßen fadenförmig anordnen will. Man sieht noch viel deutlicher, wie sich dieses Erz fadenförmig anordnen will, wenn man es einem gewissen physikalisch-chemischen Prozess unterwirft – dann wird es noch dünnfaseriger, es ordnet sich ganz dünnfaserig an.

Besonders bedeutsam aber ist das, was auftritt, wenn man dieses Antimon einer gewissen Art Verbrennungsprozess unterwirft. Man bekommt dann einen weißen Rauch, der sich an Wänden anlegt und dann glänzend, spiegelartig wird. Man nennt das den Antimonspiegel.

Es wird heute wenig respektiert (beachtet), war aber in der alten Medizin außerordentlich viel angewendet aus alten Erkenntniskräften heraus, von denen ich in den Vormittagsvorträgen (s. Rudolf Steiner, *Lehrgang Esoterik,* Bd. 3) gesprochen habe. Dieser Antimonspiegel, also das, was sich erst aus dem Verbrennungsprozess heraus entwickelt und sich an Wänden ablagert, sodass es spiegelglänzend wird, dieser Antimonspiegel ist etwas außerordentlich Wichtiges.

Zu alldem gesellt sich noch eine andere Eigenschaft. Wenn man das Antimon gewissen elektrolytischen Prozessen unterwirft, wenn man es an die elektrolytische Kathode bringt, so braucht man nur, nachdem man das Antimon an die Kathode herangebracht hat, einen kleinen Einfluss auszuüben, und man bekommt eine kleine Antimonexplosion. Kurz, dieses Antimon hat die denkbar interessantesten Eigenschaften.

Wenn man in einer mäßigen Dosierung das Antimon in den menschlichen Organismus einführt, kann man an den verschiedenen Vorgängen studieren, wie dieselben Kräfte, die sich so verhalten, wie ich es am Antimon geschildert habe, im menschlichen Organismus ihre Fortsetzung erfahren, wie sie da allerlei Kräfteformen, allerlei Wirkungsformen annehmen.

Diese Wirkungsformen treten – ich kann natürlich die Einzelheiten, die Belege, hier nicht auseinandersetzen, ich will nur das kurz skizzieren, was innerer Zusammenhang ist –, diese Prozesse, die da im menschlichen Organismus auftreten, treten zum Beispiel besonders stark überall da auf, wo das Blut gerinnt. Also sie verstärken, sie fördern das Gerinnen des Blutes.

Aber untersucht man mit den Methoden, die zu der Dreigliederung des menschlichen Organismus gehören, die in das menschliche Wesen hineinschauen lassen und erkennen lassen, wie sich die einzelnen Systeme in den verschiedenen Organen verhalten, schaut man so in den menschlichen Organismus hinein, so findet man, dass das, was im Antimon lebt, nicht bloß draußen im mineralischen Antimon lebt, sondern dass das ein Kräftezusammenhang ist, der im menschlichen Organismus selbst lebt, der immer im gesunden Organismus vorhanden ist, und der im kranken Organismus Formen von der Art annimmt, wie ich es jetzt auseinandergesetzt habe.

Dieser im menschlichen Organismus selbst vorhandene Antimonprozess, der ist einem anderen Prozess polar entgegengesetzt. Er ist dem Prozess entgegengesetzt, der überall da auftritt, wo die plastizierend tätigen Kräfte, zum Beispiel die zellbildenden, die zellabrundenden Kräfte auftreten, wo also das auftritt, was die Zellsubstanz des menschlichen Organismus bildet. Ich möchte diese Kräfte, weil sie vorzugsweise in der Eiweißsubstanz enthalten sind, die albuminisierenden Kräfte nennen.

So haben wir im menschlichen Organismus die Kräfte, die wir draußen in der Natur im Antimon dann finden, wenn wir das Antimon der Verbrennung unterwerfen und bis zum Antimonspiegel bringen – die Kräfte, die draußen im Antimon wirken, die haben wir auch im menschlichen Organismus wirkend; wir haben aber auch die entgegengesetzten Kräfte wirkend, die albuminisierenden Kräfte, die die Antimonkräfte zum Stillstand bringen, wegschaffen. Diese zwei Kräftesysteme,

- die *albuminisierenden Kräfte* und
- die *antimonisierenden Kräfte,*

die wirken einander so entgegengesetzt, dass sie im menschlichen Organismus in einem Gleichgewicht stehen müssen.

Man muss wissen, dass zum Beispiel der Prozess, den ich vorhin im Prinzipiellen geschildert habe, der dem abdominalen Typhus zugrunde liegt, dass der im Wesentlichen darauf beruht, dass das Gleichgewicht zwischen diesen beiden Kräftesystemen zerstört ist.

Um recht in den menschlichen Organismus hineinzuschauen, müssen wir das zu Hilfe nehmen, was ich gerade von den verschiedensten Gesichtspunkten aus in den Morgenvorträgen auseinandergesetzt habe.

Da haben wir gesehen, dass der Mensch nicht bloß einen physischen Körper hat, sondern auch einen ätherischen oder Bildekräftekörper, einen astralischen Körper und eine Ich-Organisation. Und gerade gestern war ich in der Lage auseinanderzusetzen, einen wie innigen Zusammenhang auf der einen Seite der physische Körper und der Bildekräftekörper haben, auf der anderen Seite das Ich und der astralische Körper. Der astralische Leib und der Bildekräfte- oder Ätherleib haben aber einen loseren Zusammenhang, denn sie trennen sich jede Nacht.

Dieser lose Zusammenhang, der im Ineinanderspielen der Kräfte des astralischen Leibes und des Ätherleibes besteht, dieser Zusammenhang wird radikal zerstört beim abdominalen Typhus. Beim abdominalen Typhus tritt das ein, dass der astralische Leib schwach wird, nicht in der entsprechenden intensiven Weise in den ätherischen und physischen Leib hineinwirken kann.

Dadurch wird jenes Übergewicht hervorgerufen, das die Nerven-Sinnesorganisation, die hauptsächlich dem Astralleib unterliegt, hinunterdrängt. Statt dass sie sich in der Stoffwechselorganisation verwandelt, bleibt sie als solche, als astralische Tätigkeit dort vorhanden. Der Astralleib wirkt für sich, er wirkt nicht ordentlich in den Ätherleib hinein. Dadurch entstehen die Krankheitssymptome, die das Symptomenbild (die Symptomatik) des Typhus geben.

Nun hat das, was gerade im Antimon so auftritt, dass das Antimon die mineralische Natur verleugnet, dass es kristallinisch spießig wird, dass sogar der Antimonspiegel, wo er sich ablagert, wie Eisblumen am Fenster erscheint, also eine innere Kristallisationskraft wie in der Natur aufweist, diese Kristallisationskraft, die im Antimon wirkt, die wirkt, wenn wir sie in entsprechender Weise als Arznei verarbeiten und in den Organismus einführen, die wirkt so, dass sie den Organismus unterstützt, sodass er den Astralleib mit seinen Kräften wieder in den Ätherleib hineinschieben kann, diese Leiber wieder in den richtigen Zusammenhang bringen kann.

Wir unterstützen mit dem aus dem Antimon in der entsprechenden Weise hergestellten Heilmittel den Prozess, der dem typhösen Prozess entgegengesetzt ist. Wir können gerade mit dem Antimonheilmittel – dem, je nachdem, ob die Krankheit diesen oder jenen Verlauf nimmt, andere Stoffe beigemischt sein müssen, die wiederum in einer ähnlichen Beziehung zum menschlichen Organismus stehen –, wir können mit diesem Heilmittel, dem andere Stoffe beigemischt sind, gerade die Krankheit bekämpfen, indem wir im Organismus die Prozesse anregen, die Prozesse unterstützen, damit er seine eigene antimonisierende Kraft entfaltet, die dann dahingeht, den richtigen Rhythmus im Zusammenwirken von ätherischem und astralischem Leib hervorzurufen.

So führt die anthroposophische Betrachtung dazu, das Verhältnis zwischen dem zu verstehen, was draußen in der Natur, im Naturprozess wirkt, wie ich es an dem Beispiel des Antimons gezeigt habe, und dem, was im Inneren des menschlichen Organismus wirkt. Wir können die albuminisierende, also plastizierend abrundende Kraft, und die nach Linien wirkende Kraft bis in die Keimzelle hinein verfolgen.

Dem, der wirkliche Erkenntnis auf diesem Gebiet erworben hat – so unangenehm es ihm ist, weil er weiß, dass er den Hass, die Antipathie der entsprechenden Leute hervorruft –, dem, der so in das Getriebe des menschlichen Organismus hineinschaut, dem kommen die sonst wunderbaren mikroskopischen Untersuchungen über die Eizelle, über die Keimzelle außerordentlich dilettantisch vor.

Da beobachten die Leute äußerlich die Eizelle als solche, die Entstehung der Zentrosomen, ohne zu wissen, wie diese albuminisierenden Kräfte, die den Gesamtorganismus beherrschen, wie sie entgegengesetzt, polar entgegengesetzt den antimonisierenden Kräften wirken.

- Die Rundung der *Eizelle* wird durch die *albuminisierende Kraft* hervorgerufen;
- die *Zentrosomen* werden nach der Befruchtung durch die *antimonisierende Kraft* hervorgerufen.

Das aber geht in dem ganzen menschlichen Leib vor sich. Und indem wir in der richtigen Weise das Heilmittel bereiten und durch die Diagnose wissen, worin wir den menschlichen Organismus unterstützen müssen, führen wir dem Organismus jene Kräfte zu, die er braucht, um dem Krankheitsprozess entgegenzuarbeiten.

Das wird bewirkt, indem die anthroposophischen Gesichtspunkte in die Medizin so hineingebracht werden, dass die Beziehung des Makrokosmos, der großen Welt, zum Menschen als Mikrokosmos, als kleine Welt, dabei ins Auge gefasst wird.

Und geradeso, wie ich auf das Antimon hingewiesen habe – ich müsste natürlich über das Antimon viel sagen, wenn ich das im Einzelnen wissenschaftlich auseinandersetzen wollte, aber ich will nur das Prinzipielle andeuten –, geradeso, wie ich auf das Antimon und auf die Prozesse hingewiesen habe, die es aus sich hervorgehen lässt, wenn man es so oder so behandelt, so könnte ich das ganze Verhalten innerhalb der Natur und ihrer Prozesse zeigen für das, was man als Mineral Quarz nennt, Kieselsäure, was dem Granit als eines seiner Bestandteile beigemischt ist, was, wenn es vorkommt, so kristallisiert, so durchsichtig ist, dass man es nicht mehr mit dem Messer ritzen kann (s. Zeichnung).

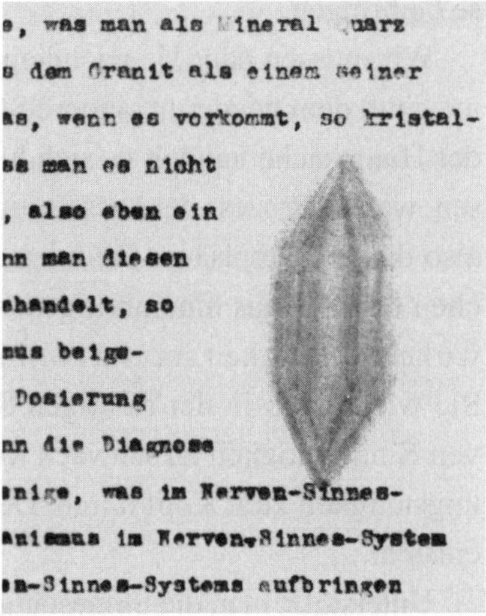

e, was man als ineral uarz
s dem Granit als einem seiner
as, wenn es vorkommt, so kristal-
ss man es nicht
, also eben ein
nn man diesen
ehandelt, so
mus beige-
Dosierung
nn die Diagnose
enige, was im Nerven-Sinnes-
anismus im Nerven-Sinnes-System
en-Sinnes-Systems aufbringen

Wenn wir diesen Stoff in entsprechender Weise behandeln, bekommt er die Eigenschaft, wenn er dem Organismus beigebracht wird, das zu unterstützen, was im Nerven-Sinnessystem wirken soll, was der Organismus als die Eigenkräfte des Nerven-Sinnessystems aufbringen soll. Was die Sinne tun sollen, das unterstützen wir, wenn wir dieses Heilmittel, das aus Silizium, aus dem Quarz, bereitet ist, wenn wir das dem Menschen in der richtigen Weise beibringen.

Wir müssen dann, je nachdem, wie die Nebensymptome sind, dem wiederum andere Stoffe beimischen, aber in der Hauptsache handelt es sich hier um die Wirkung dessen, was im Prozess der Kieselsäurebildung liegt. Wenn wir also diesen Kieselsäure-Bildungsprozess in den menschlichen Organismus hineinbringen, so wird eine zu schwach wirkende Tätigkeit im Nerven-Sinnessystem unterstützt. Sie wirkt dann in der richtigen Stärke. Wenn diese Nerven-Sinnestätigkeit zu schwach wird, so bricht die Verdauungstätigkeit zum Kopf durch. Der migräneartige Zustand entsteht.

Unterstützt man die Sinnestätigkeit, die Nerven-Sinnestätigkeit, mit einem Heilmittel, das aus der Kieselsäure, aus dem Quarz (Silicea) erzeugt ist, dann wird das Nerven-Sinnessystem bei dem Migränekranken so stark, dass es den nach oben durchgebrochenen Verdauungsprozess wieder zurückdrängen kann.

Ich schildere natürlich diese Dinge etwas grob, aber wir können daraus sehen, worauf es ankommt. Es kommt darauf an, den gesunden und den kranken menschlichen Organismus zu durchschauen, nicht bloß nach der Zusammensetzung seiner Zellen, sondern nach dem, was als Kräfte – im gleichen Sinne, polar entgegengesetzt, oder rhythmisch – in diesem Organismus wirkt, um dann in der Natur das aufzusuchen, was beim Naturwirken im menschlichen Organismus diesen oder jenen krankhaften Prozess bekämpfen kann.

So können wir zum Beispiel finden, wie der Prozess, der im Phosphor enthalten ist, wie der in der äußeren Natur ein Prozess ist, der, wenn man ihn in den menschlichen Organismus hineinführt, auf das Unvermögen dieses Organismus unterstützend wirkt – wenn nämlich der Organismus in Bezug auf Kräfte, die in seinem Inneren immer wirken sollten, unfähig wird, sie wirken zu lassen, wenn er zu wenig Kraft hat, um Kräfte in sich wirken zu lassen, die eine Art organischer Verbrennungsprozess sind, der bei der Umbildung der Stoffe im menschlichen Organismus immer da ist.

Bei jeder Bewegung, bei allem, was der Mensch tut, auch bei dem, was innerlich ausgeführt wird, geschehen organische Verbrennungsprozesse. Der menschliche Organismus kann zu schwach sein, diese organischen Verbrennungsprozesse zu regeln, sie müssen gehemmt werden.

Werden sie zu wenig gehemmt, dann entwickeln sie sich in vehementer Art. Wir können im menschlichen Organismus erleben, dass die organischen Verbrennungsprozesse durch sich selbst immer eine unermessliche, unbegrenzte Intensität haben – sonst würde sogleich da oder dort eine zu große Ermüdung einsetzen oder man würde überhaupt nicht weiterkönnen als sich bewegender Mensch. Und der Organismus muss fortwährend die Möglichkeit haben, sie zu hemmen.

Wenn diese hemmenden Kräfte entweder in einem Organsystem oder im ganzen Organismus nicht da sind, wenn der Organismus zu schwach geworden ist, um seine organischen Verbrennungsprozesse zu hemmen, dann entsteht das, was in den verschiedensten Formen die Tuberkulose ist. Es wird nur durch die organische Ohnmacht, durch das Nichthemmen-Können der Verbrennungsprozesse, für die Bazillen der geeignete Nährboden geschaffen, die sich dann auf diesem Nährboden finden.

Es soll hier gar nichts gegen die Bazillen-Theorie gesagt werden. Die Bazillen-Theorie ist sehr nützlich. Aus der verschiedenen Art, wie die Bazillen da oder dort sind, erkennt man natürlich Verschiedenes. Überhaupt für die Diagnose erkennt man außerordentlich viel. Es soll von mir selbst aus überhaupt nicht gegen die offizielle Medizin aufgetreten werden, sondern sie soll da nur weitergeführt werden, wo sie an Grenzen kommt. Und sie kann so fortgesetzt werden, indem die Gesichtspunkte der Anthroposophie angewendet werden.

Führt man dem Organismus Phosphor zu, dann unterstützt man die Fähigkeit, den organischen Verbrennungsprozess zu hemmen. Aber dabei muss man Rücksicht darauf nehmen, dass diese Hemmung von den verschiedensten Organsystemen ausgehen kann. Geht sie zum Beispiel von dem System aus, das vorzugsweise in den Knochen arbeitet, dann müssen wir die Phosphorwirkung im menschlichen Organismus so unterstützen, dass wir sie gerade nach der Knochenseite hin spezialisieren. Das geschieht, indem wir das Heilmittel Phosphor mit Kalzium oder Kalziumsalz verbinden in einer Weise, die sich durch das genauere Studium der Sache ergibt.

Haben wir es mit einer Dünndarmtuberkulose zu tun, so werden wir dem Phosphor irgendwelche Kupferverbindungen in der richtigen Dosierung beimischen. Haben wir mit einer Lungentuberkulose zu tun, so werden wir zum Beispiel Eisen zu dem Phosphor dazugeben. Aber es kommen dann unter Umständen noch andere Beimischungen in Betracht, da die Lungentuberkulose eine äußerst komplizierte Erkrankung ist.

Wir sehen, dass die Möglichkeit einer wirklichen Therapie darauf beruht, wie sich die chemischen und physikalischen Prozesse im menschlichen Organismus fortsetzen, wie sie darin weiterwirken.

Die offizielle Medizin geht von der Ansicht aus, dass die Antimonkräfte auch im menschlichen Organismus so wirken, wie sie draußen in der Natur wirken. Das ist nicht der Fall. Man muss sich klar sein darüber, dass diese Prozesse im menschlichen Organismus anders wirken. Und das kann man sehen, wenn man die anthroposophischen Erkenntnisse auf die Versuche anwendet, um die es sich dabei handelt.

- Haben wir beim *Antimon* und seinen Kräften gesehen, dass das Antimon den Rhythmus zwischen *astralischem Körper und Bildekräftekörper* herstellt,
- so können wir bei den Kräften sehen, die in der Kieselsäure, im *Quarz* wirken, dass sie besonders dazu geeignet sind, das richtige Verhältnis zwischen *Ich und astralischem Leib,* wenn es gestört ist, wiederherzustellen und dadurch auf das Nerven-Sinnessystem gesundend zu wirken;
- beim *Kalk* ist es so – insbesondere bei dem Kalk, der von Kalkabsonderungen der Tiere verwendet wird –, dass man ihn zu Heilmitteln verwendet, die das richtige Verhältnis zwischen *Bildekräfteleib und physischem Leib* herstellen.

Es führt einen die richtige Anschauung des Menschen dazu, Kalk oder überhaupt Ähnliches – namentlich vom tierischen Organismus Abgesondertes, Austernschalen zum

Beispiel – zu verwenden, um das richtige Verhältnis zwischen dem Ätherleib und dem physischen Leib herzustellen, wenn es gestört ist, was sich immer dann auch in physischen Prozessen ausdrückt, in Krankheitsprozessen. Darauf hat man bei solchen kalkigen oder ähnlichen Absonderungen bei der Heilmittelbereitung zu rekurrieren (zurückzugreifen).

Hat man es mit einem nicht-rhythmischen Zusammenwirken des Bildekräfteleibes und des astralischen Leibes zu tun, so muss man auf solche Dinge sehen, wie sie beispielsweise im Antimon vorhanden sind, aber auch in zahlreichen anderen Metallen – insbesondere stark auch in den Bestandteilen sind, die im mittleren Teil der Pflanzen enthalten sind, also in den Blättern und in dem Stamm –, während jene Kräfte, die dem Phosphorprozess entsprechen, vorzugsweise in den Blütenorganen der Pflanzen enthalten sind, und jene Prozesse, die dem Kieselsäureprozess entsprechen, in den Wurzelorganen der Pflanzen enthalten sind.

Sodass man auch die Beziehung zwischen den Kräften finden kann, die in den verschiedenen Teilen der Pflanzen sind:

- Die *Wurzelkräfte* haben eine entschiedene Verwandtschaft zum menschlichen Kopf und zum *Nerven-Sinnessystem,*

- die *Blätter* und die Stammorgane haben eine besondere Verwandtschaft zu dem *Rhythmischen System,* und
- die *Blütenorgane* eine besondere Verwandtschaft zum Unterleibs-, zum *Stoffwechselsystem.*

Wenn man daher dem Verdauungs-, dem Stoffwechselsystem zu Hilfe kommen will, so gelingt das sehr häufig einfach dadurch, dass man, nachdem man in der richtigen Weise diagnostiziert hat, bestimmte Blütenorgane wählt, die man zu Tee bereitet. Auf diese Weise kommt man den Verdauungsorganen bei, während man Salze durch einen besonderen Ausziehungsprozess aus der Wurzel ziehen muss, wenn man ein Heilmittel gewinnen will, das auf den Nerven-Sinnesprozess, auf die Kopforgane besonders wirkt.

So muss man auf der einen Seite die Natur, auf der anderen Seite den menschlichen Organismus durchschauen. Dann kann man in der Natur die Heilmittel so finden, dass man sehen kann, wie die beiden Dinge zusammenhängen, dass man nicht bloß klinisch probieren muss, wie das wirkt – und dann, nicht wahr, eine Reihe von Fällen aufzeichnet, von denen 90% oder 70% ein günstiges Resultat zeigen, wobei man sich außerdem in 30% der Fälle dann geirrt hat. Da wird die Sache statistisch behandelt, und je nachdem, ob die Statistik das oder jenes ergibt, wird die Sache als ein Heilmittel oder nicht als ein Heilmittel betrachtet.

Ich kann diese Dinge in der Kürze nur aphoristisch behandeln, um zu zeigen, dass, ohne in einen Dilettantismus oder in eine ärztliche Sektiererei zu verfallen, streng wissenschaftlich vorgegangen werden kann, um den Erkrankungsprozessen durch Heilmittel beizukommen, die aus der Anschauung des Menschen stammen. (Es wird übersetzt).

* * *

Meine sehr geehrten Damen und Herren!

Ebenso, wie die Erkenntnis der Naturstoffe und Naturprozesse wichtig ist, die zum Heilmittel verarbeitet werden, ebenso wichtig ist dann die besondere Art der Anwendung.

Gerade dadurch, dass wir entweder auf das Nerven-Sinnessystem wirken können, um von ihm aus die Gesundung herbeizuführen, oder auf das Rhythmische System, oder auf das Stoffwechsel-Gliedmaßensystem, gerade deshalb, weil wir auf die einzelnen Systeme wirken können, ist es wichtig, ist es wesentlich auch zu wissen, wie die Behandlungsmethode eintreten soll.

Denn jedes Heilmittel kann man wiederum in dreierlei Art anwenden. Es kann dem Menschen durch den Mund in den Magen eingeführt werden. Wir rechnen da bei der Art und Weise, wie der Mensch das Heilmittel aufnimmt, auf den Stoffwechsel des Menschen, auf das Stoffwechselsystem und darauf, wie das Stoffwechselsystem auf die anderen Systeme wirkt. Daher hat man Heilmittel, die insbesondere in dieser Art gebraucht werden, dass sie dem Menschen durch Mund und Magen eingeführt werden.

Dann gibt es Heilmittel, die im eminentesten Sinne so verwendet werden müssen, dass sie schon durch ihre Verwendungsweise auf das Rhythmische System wirken. In dieser Beziehung wird Antimon ganz besonders dazu berufen sein, die richtige Behandlungsmethode in Bezug auf diesen Punkt zu finden. Da tritt die Injektionsmethode ein. Das Heilmittel, das dem Blut eingeimpft wird oder in anderer Weise injiziert wird, bei dem wird vor allen Dingen darauf gerechnet, dass es auf den rhythmischen Prozess des Menschen wirkt.

Bei den Heilmitteln, die man als Bäder und in Salben verwendet, oder selbst da, wo es darauf ankommt, äußerlich mechanisch den menschlichen Organismus in Massageprozessen oder dergleichen zu behandeln, also da, wo es sich darum handelt, in einer mehr äußerlichen Weise das Heilmittel oder den Heilprozess an den Menschen heranzubringen, da rechnet man darauf, dass die Heilmethode auf das Nerven-Sinnessystem wirkt.

So können wir durch jedes System, aber in verschiedenster Weise, zum Heilprozess hinarbeiten.

Nehmen wir an, wir haben Silicea, den Quarz. Es ist etwas anderes, ob wir ein Heilmittel haben, das wir zubereiten, und das durch den Mund genommen werden soll, oder ob es injiziert wird. Rechnen wir darauf, dass es durch den Mund genommen wird, so wollen wir durch die Art und Weise, wie es im Verdauungssystem verarbeitet wird und das Verdauungssystem die Kräfte wiederum in das Nerven-Sinnessystem schickt, so wollen wir auf dem Umweg durch das Verdauungssystem die Gesundungsprozesse herbeiführen.

Rechnen wir aber damit, dass der Quarz mehr in das Nerven-Sinnessystem hineingeschickt werden soll, dass er dem Blutorganismus, dem Atmungsrhythmus eingefügt wird, wodurch wiederum auf dem Umweg durch diesen Rhythmus geheilt werden soll, wenn wir dies beabsichtigen, dann injizieren wir.

Wenn wir beabsichtigen, durch das Verdauungssystem irgendwelche aromatisch-ätherische Substanz, wie sie in der Pflanzenblüte enthalten ist, zur Wirksamkeit zu bringen, so machen wir einen Tee, den wir durch den Mund in den Magen einführen. Wollen wir dadurch wirken, dass wir das ätherische Öl, das in aromatischer Weise auf das Nerven-Sinnessystem wirkt, direkt zur Wirksamkeit bringen, oder durch das Nerven-Sinnessystem auf den rhythmischen Prozess, dann machen wir aus den Säften dieser Blüten irgendein Bad, indem wir den Saft der Blüten dem Wasser beimischen, aus dem wir das Bad bereiten. Da wirken wir auf das Nerven-Sinnessystem.

So sehen wir, wie auch von der Behandlungsweise, die man den einzelnen Stoffen in ihrem Verhältnis zum Menschen angedeihen lässt, die Heilwirkung abhängt.

Alle diese Dinge werden in einer wirklich durchsichtigen Weise erst zum Vorschein kommen, wenn anthroposophische Erkenntnis immer mehr auf die Beziehung der Naturwirkungen zum Menschen angewendet wird, wenn also durch Anthroposophie herauskommt, welche Heilmittel man anwenden soll und wie man sie auf den Menschen anwenden soll.

Damit auf diese Weise etwas bewirkt werden kann, sind unter Leitung von Ärzten, die zu unserer anthroposophischen Bewegung hingefunden haben, unsere Klinisch-Therapeutischen Institute mit ihren Labors und sonstigen Unternehmungen gegründet worden, damit auf der einen Seite Heilmethoden ausprobiert werden, auf der anderen Seite Heilmittel hergestellt werden. Solche klinisch-therapeutischen und chemisch-pharmazeutischen Institute haben wir in Arlesheim bei Dornach und in Stuttgart.

Insbesondere soll hier auf das Klinisch-Therapeutische Institut in Arlesheim hingewiesen werden, das unter der ausgezeichneten Leitung von Frau Dr. Wegman steht, die besonders dadurch eine segensreiche Wirksamkeit für dieses Institut entfaltet, dass sie das hat, was ich den Mut des Heilens nennen möchte. Denn es gehört gerade, wenn man in die Kompliziertheit der Naturvorgänge hineinblickt, aus denen die Heilungsprozesse hervorgeholt werden müssen, und auf die ungeheure Kompliziertheit der Gesundheits- und Krankheitsprozesse im Menschen, es gehört, wenn man dieses unermessliche Feld vor sich hat – und man hat immer dieses unermessliche Feld vor sich, auch wenn man nur eine bestimmte Anzahl von Patienten hat –, es gehört dann zum Heilen der Mut des Heilens.

Angegliedert an dieses Klinisch-Therapeutische Institut in Arlesheim ist ein Internationales Pharmazeutisches Labor, in dem die Heilmittel hergestellt werden. Sie können heute in der ganzen Welt verwendet werden, wenn man nur die richtigen Mittel und Wege von auswärts sucht. Das Labor stellt die Mittel her, es müssen nur die Leute die Wege zu diesem Labor finden, darum handelt es sich. Es müssen die Leute die richtigen Mittel und Wege finden, wie man zu den Heilmitteln kommt. Nicht auf dilettantische Weise wird gearbeitet, nicht verleugnet wird die heutige Wissenschaft, sondern nur weitergeführt wird die heutige Wissenschaft.

Wird diese Erkenntnis einmal in weitesten Kreisen reifen, dann können wir um das Gelingen einer solchen Bewegung, wie sie das Internationale Pharmazeutische Labor in Arlesheim vertritt, wirklich ganz unbesorgt sein. Aber es ist schwierig, gegenüber der heutigen rein materialistischen Richtung eine auf voller Menschenerkenntnis beruhende Therapie mit ihren Heilmitteln in der Welt zur Geltung zu bringen. Hier müssen wir auf die Einsicht jedes Menschen rechnen, dem die Gesundheit seines Mitmenschen am Herzen liegt.

Meine sehr verehrten Damen und Herren! Indem wir so zunächst auf das hinzuweisen haben, was durch Naturheilmittel und ihre Verabreichung erreicht werden kann, wird natürlich nicht ausgeschlossen, was durch einen mehr geistig-seelischen Prozess für die Heilung erreicht werden kann. Auf diesem Gebiet machen wir ganz besonders fruchtbare Beobachtungen.

Wenn man das Hygienisch-Therapeutische in die Schule hineinträgt, wie man es in einer richtigen Pädagogik immer tun muss, da sieht man, wie die Art und Weise, wie man seelisch-geistig im Unterricht auf die Kinder wirkt, vielleicht nicht sofort, aber im Verlauf des Lebensprozesses, die mannigfaltigsten gesundenden und krankmachenden Wirkungen haben kann. Ich will nur eines erwähnen.

Der Lehrer kann in der richtigen Weise mit Bezug auf das Gedächtnis des Kindes vorgehen, indem er ihm nicht zu viel und nicht zu wenig zumutet. Geht er unrichtig vor, mutet er dem Gedächtnis im 8., 9., 10. oder 11. Lebensjahr zu viel zu, hat er nicht den richtigen pädagogischen Takt nach dieser Richtung, dann wird das, was die Seele in einer übermäßigen Erinnerungstätigkeit, in einer künstlich gezüchteten Erinnerungstätigkeit vollbringen muss, das wird sich später im Leben als allerlei physische Erkrankungen ausleben.

Man kann den Zusammenhang zwischen dem Diabetes und falschen Gedächtnismethoden im Unterricht nachweisen. Während wiederum das Stören des Gedächtnisses nach der anderen Seite hin durchaus in einer ungünstigen Weise auf das Kind wirken kann.

Ich kann das nur prinzipiell erwähnen, denn die Zeit ist schon sehr vorgeschritten. Aber man sieht daraus, wie nicht nur die natürlichen Heilmittel an Gesundheit und Krankheit arbeiten, sondern wie die besondere Art, wie die Seele selbst arbeitet, für Gesundheit und Krankheit von ganz besonderer Wichtigkeit ist.

Und von da ausgehend kann man auch den Weg zu den Methoden finden, wo wir versuchen, durch rein geistig-seelische Einflüsse von Mensch zu Mensch, die ich heute natürlich der Kürze der Zeit halber nicht im Einzelnen mitteilen kann, Gesundungsprozesse herbeizuführen.

Gerade auf diesem Gebiet kann man sich aber sehr leicht einem Dilettantismus hingeben. Man kann zum Beispiel den Glauben hegen, dass die sogenannten Geisteskrankheiten am leichtesten durch geistige Einflüsse zu heilen seien. Gerade die Geisteskrankheiten zeichnen sich dadurch aus, dass man dem Kranken seelisch-geistig kaum beikommen kann. Das ist es gerade, dass bei sogenannten Geisteskrankheiten die Seele sich gegen äußere Einflüsse abschließt.

Aber man wird immer finden, dass gerade bei den sogenannten Geisteskrankheiten, die ihren Namen mit Unrecht führen, physische Krankheitsprozesse verborgen vorliegen.

Ehe man gerade bei Geisteskrankheiten dilettantisch herumhantieren will, soll man den physischen Krankheitsherd, der sich manchmal sehr verbirgt, diagnostisch finden. Dann wird man gerade durch die entsprechende Heilung des physischen Organismus wohltätig wirken.

Viel eher wird es sich gerade bei physischen Krankheiten darum handeln, dass man durch allerlei geistig-seelische Einflüsse hilft, die heute meist sehr dilettantisch betrieben werden. Gerade bei physischen Krankheiten wird in dieser Beziehung viel gemacht werden können. Es wird in mancherlei Weise Unterstützung dem äußeren Prozess gebracht werden können, der durch Heilmittel herbeigeführt werden soll, und dergleichen mehr. Ich kann das nur andeuten.

Die Methoden, die auf dem Boden der Anthroposophie fußen, schließen seelisch-geistige therapeutische Einflüsse nicht aus, sondern ein. Das beweisen wir dadurch, dass man im Klinisch-Therapeutischen Institut in Arlesheim neben den physischen Heilmethoden die Heileurythmie finden kann.

Diese Heileurythmie besteht darin, dass wir das, was wir hier als Kunsteurythmie in dem bewegten Menschen sehen, dem Menschen in seiner Gliederung, aber im Raum sich bewegend, dass wir das umformen. Das Vokalisierende formen wir so um, dass sich der Mensch in gesunden Bewegungen bewegt, die aber aus der Eurythmie herausgeholt sind, dass wir die vokalisierenden Bewegungen so anwenden, dass wir gerade die Kräfte, die ich vorhin die albuminisierenden Kräfte im Menschen genannt habe, dadurch unterstützen, während durch die konsonantierenden Kräfte die antimonisierenden Kräfte unterstützt werden.

So können wir auch durch das Zusammenwirken von konsonantischer und vokalischer Heileurythmie das Gleichgewicht zwischen diesen beiden Kräftearten herbeiführen. Und namentlich da kann es sich zeigen, wenn die Dinge richtig, nicht dilettantisch, gemacht werden, wie andere Heilprozesse, besonders auch bei chronischen Erkrankungen, durch diese Heileurythmie ungeheuer unterstützt werden können.

Diese Heileurythmie beruht darauf, dass gerade seelisch-geistige Vorgänge wachgerufen werden durch das, was der Mensch mit den Gliedern seines Körpers ausführt. Wenn man weiß, welche Bewegungen aus dem gesunden Menschenorganismus unmittelbar hervorgehen wollen, dann kann man auch die entsprechenden Bewegungen finden, die heilend wirken, wenn von den Gliedmaßen aus, von der menschlichen Bewegung aus, auf den Prozess der inneren Organe zurückgewirkt wird.

So gibt es gerade in dem Klinisch-Therapeutischen Institut in Arlesheim die Möglichkeit, diese Heileurythmie aufzusuchen und zu sehen, wie diese Heileurythmie als Therapie ein besonderer Zweig innerhalb der ganzen Heilprozesse sein kann, die aus wirklicher Menschenerkenntnis heraus auf anthroposophischem Boden gefunden werden können.

Es würde natürlich zu weit führen, gerade auf diesem Gebiet Einzelheiten auszuführen. Das Prinzip aber ist in dem gegeben, was ich angeführt habe.

So ist es gekommen, dass wir, weil die Heilkundigen an uns herangetreten sind, in der mannigfaltigsten Weise diese therapeutische Strömung innerhalb der anthroposophischen Bewegung ausbilden mussten. Sie hat sich aus den Zeitverhältnissen heraus ergeben, sie ist von der gegenwärtigen Zivilisation gefordert worden. Anthroposophie hat nur die Antwort auf Fragen gegeben, die an sie gestellt worden sind.

Ich konnte Ihnen heute wirklich nur aphoristisch die Prinzipien auseinandersetzen. Mehr ist in dieser allzu lang gewordenen Zeit nicht möglich. Und wollte ich auch nur einiges ausführen, sodass es in seiner Ganzheit dastehen würde, dann müsste ich etwas Ähnliches tun, was ich auch vorgestern bei dem Vortrag über Eurythmie abgelehnt habe. Ich müsste Sie einladen, über Nacht dazubleiben und mir zuzuhören bis morgen früh, bis wir dann zu dem Vormittagsvortrag zusammenkommen.

Das wäre etwas Krankmachendes, und es kann nicht jemand, der über das Gesundmachen reden will, auf diese Weise die Leute krank machen! Daher muss man sie lieber durch eine kürzere Darstellung zu gesundem Schlaf nach Hause schicken. (Es wird übersetzt).

Faksimiles

Textvergleiche

Nachschrift zum ersten Vortrag

von J. Haase

S. 115-145

Über das Wesen des Krankseins.
Vortrag von *Dr. Rud. Steiner.* Loge Berlin.
W. Motzstraße 17. – 10.11.08.

Da ein gewisser innerer Zusammenhang in den/ Vorträgen eines Winters hier in unserer Loge/ eingehalten wird, so obliegt es mir, jeden derselben/ so zu gestalten, daß er sich in ein Ganzes ein/fügt, es ist daher oft nicht möglich, die Dinge, die/ in einem solchen einzelnen Logenvortrag ge/sagt werden und für die vorgeschritteneren/ Teilnehmer bestimmt sind, so zu halten, daß es/ auch für den, der vielleicht erst seit kurzer Zeit/ da ist, in gleichem Maße verständlich ist und/ gelten kann. Man würde ja natürlich über/ dasselbe Thema auch durchaus elementar sprechen/ können, aber es wird das nicht angehen, da ja/ gerade ein Fortschritt im Gange der Entwickel/ ung unseres theosophischen Lebens innerhalb/ der Logenarbeit in Aussicht genommen ist. –
Dasjenige, was vor acht Tagen hier besprochen wor/

den ist, in dem Vortrage über den Segen des/ Vergessens, hat einen kleinen Anfang gemacht./ Was heute zu besprechen ist, wird eine Art Fort/setzung bilden, wenn auch nicht so, wie das/ z. B. bei einer fortlaufenden Erzählung statt/findet, aber es wird alles eben einen inneren/ Zusammenhang haben, der zuletzt in einem/ bestimmten Gipfelpunkt zusammengefaßt/ werden wird. So werden wir gerade heute in/ Bezug auf die drei letzten Vorträge – 1.) Das Wesen/ des Schmerzes und der Lust am 27.10.08 – Gruppen/seelen von Löwe und Stier am 29.10.08 – Der/ Segen des Vergessens am 2.11.08 – Einiges in/ Bezug auf das Wesen der Krankheiten zu sagen/ haben. Nächsten Montag werden wir über Ur/sprung und Bedeutung der zehn Gebote zu sprechen/ haben. Auf den ersten Blick könnte es schei/nen, als gehöre das alles nicht zusammen, aber/ Sie werden zuletzt doch sehen, daß es einen Zu/sammenhang hat und daß es hier nicht gelten soll,/ daß der Vortrag ein abgeschlossenes Ganze sei, wie/ das z. B. bei den Vorträgen im Architektenhaus

5.

der Fall ist. – Wir wollen also über das Wesen/ des Krankseins vom Standpunkte der Geistes/wissenschaften Einiges besprechen:

Um das Kranksein, oder wenigstens um diese/ oder jene Form des Krankseins kümmert sich/ der Mensch in der Regel erst dann, wenn er/ von einer Krankheit befallen ist, und da interes/siert ihn, im Grunde genommen, auch zunächst/ nicht viel anderes als die Erholung, oder die Tat/sache, daß er geheilt worden ist. Die Art und/ Weise, wie er wieder genesen ist, wird ihn im/ allgemeinen gleichgültig lassen, und es ist ihm/ sogar manchmal recht angenehm, wenn er sich/ garnicht darum zu kümmern braucht; denn/ er meint, dazu sind ja diejenigen da, die von/ entsprechender Stelle dazu angestellt wor/den sind. Auf diesem Gebiete herrscht ein viel/ ärgerer Autoritätsglaube innerhalb unserer/ heutigen Zeitströmung, als er auf irgend ei/nem anderen Gebiete, z. B. dem religiösen/ jemals geherrscht hat. Das medizinische Papsttum,/ wie es sich da oder dort gestaltet, macht sich schon heute in intensivster Weise geltend und wird/ sich für die Zukunft noch mehr ausbreiten. Aller/dings haben die Laien nicht zum geringsten/ Teile Schuld daran, daß dieses so sein kann u./ daß diese Erscheinung sich immerfort vergrößern/ wird, denn man denkt nicht nach, man küm/mert sich nicht um diese Dinge, wenn nicht gerade/ ein akuter Fall da ist, in dem man selbst/ einer Heilung bedürftig ist. Und so sieht denn/ auch ein großer Teil der Bevölkerung mit einem/ gewissen Gleichmut zu, wenn das medizinische/ Papsttum immer größere Dimensionen annimmt/ und es sich in die Welt einnistet, sei es, um jetzt/ schon über die Erziehung und das Schulwesen des/ Kindes zu reden, oder sei es, daß dieses Papsttum/ die materialistische Therapie in Anspruch nimmt./ Man kümmert sich nicht darum, welche tieferen/ Dinge dahinter stecken, man sieht gleichgültig/ zu, wenn diese oder jene Veranstaltungen in/ der Öffentlichkeit in Folge eines Gesetzes getroffen/ werden, einen wirklichen Einblick will man/ nicht gewinnen. Dagegen werden sich ja immer wieder Leute finden, die, wenn es ihnen an den/ Kragen geht und sie mit der gewöhnlichen ma/teriellen Medizin nicht auskommen, da sie/ sehen, daß sie von dieser nicht geheilt werden,/ dann auch zu solchen Menschen kommen, die/ auf dem Boden des Okkultismus stehen. Sol/che Leute kümmern sich nur darum, ob sie *ge/heilt* werden können, nicht aber um den Ok/kultismus. Daß heute das öffentliche Leben/ einer tieferen, geisteswissenschaftlichen Methode/ und dem Wissen dieser Dinge allen Grund und/ Boden unterwühlt, – wer kümmert sich viel/ darum, wenn er Heilung bei irgend einer/ Methode sucht, die auf okkultem Boden er/wachsen ist, es ist den meisten gleichgültig,/ daß heute solche, die sich mit einer solchen Metho/de beschäftigen, eingesperrt und verfolgt wer/den. Alle diese Dinge werden nicht gründlich,/ tief und intensiv genug betrachtet. –

Es ist die Aufgabe einer wirklichen, geistigen Be/wegung, das Bewußtsein wachzurufen, daß es/ sich nicht um das Suchen nach Heilung handelt, son/

dern um die Verbreitung des Wissens dieser Dinge,/ der tieferen Untergründe in den Dingen. In/ unserem Zeitalter des Materialismus ist es für/ den, der hineinschauen und die Dinge durchschauen/ kann, nur allzu natürlich, daß gerade die Lehre/ von den Krankheiten und Heilungen den ge/waltigsten Einfluß von der materialistischen Denk/weise erfährt, man würde fehlgehen, wenn man/ irgend einer Methode zuschreiben würde, daß sie/ unfehlbar sei.

Ebensowenig kann man Krankheiten ohne/ weiteres subsummieren unter eine gewisse/ Rubrik, z. B. physische Heilungen, und da wie/derum etwa auf allerlei Einseitigkeiten ver/fallen. Vor allen Dingen muß der heutige Mensch/ immer klarer darüber werden, daß er ein/ sehr kompliziertes Wesen ist und daß alles, was/ mit ihm zusammenhängt, mit der Kompli/ziertheit dieses seines Wesens etwas zu tun/ hat. Wenn eine Wissenschaft allein auf dem/ Boden steht, daß der Mensch nur einen *physischen*/ Leib habe, daß damit sein Wesen erschöpft sei,

9.

so kann sie unmöglich in irgend einer heilsa/men Weise auf dasjenige einwirken, was mit/ dem gesunden oder kranken Menschen zu tun/ hat; denn Gesundheit und Krankheit stehen im/ Verhältnis zum ganzen Menschen, nicht nur zu/ dem physischen Körper, oder einzelnen Gliedern/ desselben. Nur darf man diese Sache nicht ober/flächlich nehmen.

Sie können genug diplomierte und nicht diplo/mierte Ärzte finden, die durchaus nicht zugeben/ werden, daß sie auf materialistischem Boden stehen,/ die auch religiös gesinnt sind, ein Glaubensbekennt/nis haben; diese werden nicht zugeben, wenn ihnen/ der Vorwurf gemacht würde, sie seien von mate/rialistischer Gesinnung beseelt. Darauf aber kommt/ es gar nicht an, daß der Mensch sagt: Ja ich glau/be, daß im Menschen eine Seele lebt, daß er/ in einer gewissen Beziehung zur geistigen Welt/ steht, es kommt überhaupt im Leben weniger/ darauf an, was der Mensch sagt und meint,/ sondern es kommt in der Wirkung darauf an,/ daß man Tatsachen, die nicht nur in der sinn/

lichen Welt sind, in der geistigen Welt sieht und/ sie fruchtbar macht. – Wenn ein Arzt ein noch/ so frommer Mann ist und seine Ideen hat/ über die geistige Welt, aber in Bezug auf das, was/ er tut, aus den Regeln heraus arbeitet, die/ von der materialistischen Weltanschauung ge/schaffen worden sind und so kuriert, als wenn/ es nur einen einzigen Körper gäbe, dann/ mag er für seine Person noch so spirituell und/ idealistisch sein, er ist trotzdem ein Materialist./ Es kommt nicht darauf an, daß er glaubt, es/ kommt vielmehr darauf an, daß er die Kräfte/ in Bewegung zu setzen versteht, die hinter der/ sinnlichen Welt liegen. Ebenso handelt es/ sich nicht darum, daß jemand theoretisch behaup/tet, die Wesenheit des Menschen bestehe aus/ vier Gliedern – wenn das auch alle nachplap/pern würden – sondern darum, daß ein lebendi/ges Ineinanderspielen dieser Glieder immer/ mehr begriffen werde, daß begriffen werde, wie/ sich am gesunden und kranken Menschen, der/ physische, der ätherische, der astralische Leib und

11.

das Ich beteiligt und was wechselweise mit diesen/ vier Menschengliedern zusammenhängt. Derje/nige, der sich nicht beschäftigt mit dem, was die/ Theosophie zu geben vermag über das vierte Glied/ der menschlichen Wesenheit, das Ich, der kann/ niemals und wenn er noch so viel Anatomie u./ Psychologie studiert, etwas erkennen über die/ Natur des Blutes, er kann nie und nimmer/mehr etwas Fruchtbares sagen über Krankheiten,/ die mit der Natur des Blutes zusammen/hängen. – Das Blut ist der Ausdruck für die/ Ichnatur des Menschen, und wenn [und wenn]/ durch die Zeiten das Volkswort geht: «Blut ist/ ein ganz besond'rer Saft», so ist damit in der/ Tat sehr viel gesagt. Unsere heutige Wissen/schaft hat nicht die geringste Ahnung davon, daß/ man sich in ganz anderer Weise auch zu dem phy/sischen Blute als Forscher zu verhalten hat, als wie/ zu einem anderen Teile der menschlichen/ Wesenheit. Wenn die Drüsen der Ausdruck des/ Ätherleibes sind, so haben wir auch physisch etwas/ ganz anderes zu sehen in dem, was irgend eine

Drüse, sei es die Leber oder die Milz ist, als wir/ im Blute zu sehen haben; das Blut ist der Aus/druck eines viel höheren menschlichen Gliedes,/ nämlich des «Ichs».–

Nun will ich etwas aussprechen, was eigentlich nur/ den vorgerückten Theosophen verständlich sein/ kann: Es erscheint heute dem Menschen ganz/ natürlich, daß wenn er einen Stich in ein/ physisches Glied macht, dann Blut herausfließt./ Er untersucht das Blut mit allen chemischen/ und anderen Methoden und beschreibt nach seinem/ Befund dann, so und so ist das Blut. Man be/schreibt es so, als wenn man irgend einen an/deren Stoff z. B. eine Säure beschreiben würde,/ man beachtet das eine dabei gar-nicht, was aller/dings einer materialistischen Wissenschaft nicht/ nur unbekannt sein muß, sondern ihr sogar/ als ein Unding, eine Torheit und Phantasterei/ erscheinen muß: Das Blut, was in den Adern/ rollt, ist gar nicht dasjenige, was herausrinnt,/ wenn ich einen Stich mache; denn das Blut/ macht solche Veränderungen durch, wenn es den

13.

Organismus verläßt, daß es etwas ganz anderes/ wird, und unmaßgebend ist es, wenn wir das/ ausgeronnene Blut untersuchen wollten im/ Vergleich zu der Essenz des ganzen Blutes im leb/enden Organismus. Blut ist der physische Aus/druck für ein höheres Glied der menschlichen We/senheit. Schon als Physisches ist es etwas, was/ seiner Totalität nach nicht physisch untersucht/ werden kann; denn das, was wir sehen, unter/suchen können, ist gar nicht dasjenige Blut, so/ sonderbar es zunächst erscheinen mag, welches in/ unseren Adern rinnt. In dem Augenblicke, wo/ es bloßgelegt wird, selbst nur durch optische Ap/parate – wenn es sogar dahin käme, daß/ man das Blut durch irgend welche Methode,/ wie durch Röntgenstrahlen untersuchen könn/te – so untersucht man immer das Blut/ noch selbst nicht, sondern nur etwas, das ein äuße/rer Abglanz auf dem physischen Felde ist. Diese/ Dinge werden nur nach und nach verstanden/ werden können. Es gab schon okkulte Forscher,/ die das behauptet haben, doch sie sind als Phantasten

14.

angesehen worden von denen, die materialistisch/ denken, nicht als vernünftige Menschen.

Alles am gesunden und kranken Menschen hängt/ aber wirklich zusammen mit der Viergliedrig/keit und der Kompliziertheit der menschlichen/ Natur, und so kommt man auch nur durch die Er/kenntnis des Menschen, die der Geisteswissen/schaft entnommen ist, zu einer richtigen An/schauung über den gesunden und kranken Men/schen. Es gibt ganz bestimmte Schäden der/ menschlichen Natur, die nur dann verstanden/ werden können, wenn wir uns dessen bewußt/ sind, daß sie mit der Natur des Ichs zusammen/hängen und dann wieder in einer bestimmten/ Weise und Grenze sich im äußeren Ausdruck des Ichs, im Blute, äußern. Dann gibt es bestimmte/ Schäden des menschlichen Organismus, welche auf/ die Erkenntnis des astralen Leibes zurückführen,/ die dadurch in einer gewissen Weise den äußeren/ Ausdruck des astralen Leibes, das Nervensystem,/ affizieren. Aber nur müssen Sie sich schon bei dem/ zweiten Falle der Feinheit, mit der hier zu den/

ken ist, bewußt werden. Wenn des Menschen/ Astralleib eine solche Unregelmäßigkeit hat –/ im Verlaufe des Vortrags werden wir noch darüber/ sprechen, welche Unregelmäßigkeiten gemeint sind/ –, so drückt sich der im Nervensystem aus, und/ dann tritt zunächst etwas Physisches zu Tage in/ einer gewissen Unfähigkeit des Nervensystems, sei/ne Arbeit zu leisten. Wenn es nun seine Tätig/keit nach einer gewissen Richtung hin nicht aus/führen kann, dann pflegen als Folge eine gan/ze Menge aller möglichen Krankheitserscheinung/en aufzutreten: Magen, Herz, Kopf, alles mög/liche kann aus diesem Grunde erkranken. Es braucht/ aber durchaus nicht, wenn irgendeine Krank/heit am Magen ihre Symptome zeigt, zurück/geführt zu werden auf eine Unfähigkeit des Ner/vensystems selbst und daraus auf eine Unregel/mäßigkeit des Astralleibes geschlossen zu werden;/ denn es kann seinen Grund in ganz anderer Richtung/ haben. Diejenigen Krankheitsformen, welche mit/ dem Ich selbst zusammenhängen und dadurch ihren/ Ausdruck im Blut finden, äußern sich in der Regel,

16.

– aber wiederum nur in der Regel – ohne scharfe/ Konturen. Es hängen mit dem Ich diejenigen/ Krankheitsformen zusammen, die als chronische/ Krankheiten auftreten, das was sonst zunächst/ wahrgenommen werden kann als dieser oder jener/ Schaden, ist in der Regel nur ein Symptom,/ und es kann das oder jenes auftreten; zu Grunde/ aber liegt dabei ein Schaden des Blutes, und der hat/ den Ursprung seiner Unregelmäßigkeit in derje/nigen Wesenheit, die wir den Ichträger nennen./ Ich könnte Ihnen stundenlang über die Krank/heitsformen reden, die sich in chronischer Weise/ äußern, sie alle haben im Ich ihren Grund. Vorzugs/weise will ich von den Krankheiten sprechen, die/ im ernsten Sinne des Wortes geerbte sind./ Diese Krankheiten können nur von dem durch/schaut werden, der überhaupt die Menschennatur in/ einer gewissen Weise und Richtung geistig betrach/tet. Sagen wir, es kommt einer, der chronisch/ krank, d. h. im Grunde niemals recht gesund ist,/ es tritt bei ihm dies oder jenes Symptom auf, bald/ so, bald anders, er fühlt das oder jenes Unwohlsein

u. s. w. Da handelt es sich darum, daß man tief/ auf den Grund der Sache sieht und daß man vor/ allen Dingen darauf zu achten hat: Ja wie ist/ denn der eigentliche Grundcharakter des Ich bei/ dem betreffenden Menschen beschaffen? Was/ ist es denn eigentlich? Und derjenige, der wirk/lich etwas weiß, kann sagen, daß ganz bestimm/te Formen der chronischen Krankheiten mit/ diesem oder jenem seelischen Grundcharakter des Ich zu/ sammenhängen. Andere Krankheiten zeigen/ sich bei dem Menschen, der zu Ernst und Würde/ neigt, andere bei dem, welchen dieses völlig/ unberührt läßt, wie man sagt, darauf «pfeift»./ Das kann nur angedeutet werden als Finger/zeig in diesem bedeutsamen Kapitel.

Aber Sie sehen schon, daß viel darauf ankommt, sich/ klar darüber zu werden, welchen Menschen man/ vor sich hat; man muß die Möglichkeit haben/ hineinzuschauen, welche Grundcharakter-Färbung/ sein Ich hat, sonst was man auch anwenden/ würde, man würde unbedingt danebengreifen,/ wenn nicht ein Zufall jemanden auf das Richtige

18.

stoßen sollte; mancher Arzt hat ja einen solchen richtig/en Instinkt.

Im Wesentlichen wird es sich darum handeln, daß/ in Bezug auf Heilung dieser Krankheiten die ganze/ Umgebung des Menschen zu berücksichtigen sein/ wird, insofern sie auf sein Ich einen mehr oder/ minder direkten oder indirekten Einfluß aus/üben kann. Über die ganze Umgebung des/ Menschen wird man manchmal urteilen müs/sen, wenn man denselben ebenso kennen ge/lernt hat, daß man ihn in diese oder jene Natur/umgebung zu bringen hat: Während des Som/mers in diese Luft, während des Winters in ein/ anderes Klima. Auch der Beruf muß berücksich/tigt werden, sein möglicher Wechsel, z. B. über/haupt einen Rat zu geben, diese oder jene Ab/wechselung im Leben eintreten zu lassen. Hier/ wird es sich besonders darum handeln, daß man/ das Richtige trifft, was mit dem Grundcharak/ter des Ich zusammenstimmt. Vor allen Dingen/ wird vom Arzte zu verlangen sein, daß er eine/ breite Lebenserfahrung hat und sich ganz in die Na/

tur des Menschen hineinversetzen kann, um/ sagen zu können: Der betreffende Mensch sollte/ dies und jenes tun, seinen Beruf, seine Tätig/keit wechseln u. s. w. Dies kann natürlich nicht/ immer durchgeführt werden, aber wir sprechen hier/ nicht über soziale Fragen, sondern über die medi/zinische Seite der Sache. Es kann z. B. bei man/chem Menschen umgehend viel dadurch ge/wirkt werden, daß er eine Zeit lang, statt/ in der Ebene, hoch im Gebirge lebt. Das sind/ Dinge, die für solche Krankheiten, die sich äußer/lich als chronische zeigen und die mit der Natur/ des Blutes zusammenhängen, physisch und geistig/ als Heilfaktoren anzusehen wären.

Dann kommen wir zu denjenigen Krankheiten,/ welche ursprünglich in der Unregelmäßigkeit des/ Astralleibes zu suchen sind, zu einer bestimm/ten Unfähigkeit des Nervensystems. Nun hängt/ ein großer Teil der vorkommenden okkulten/ Krankheiten mit dem zusammen, was eben/ besprochen worden ist. Die meisten dieser Krank/heiten hängen sogar damit zusammen; denn

20.

es ist ein Aberglauben zu meinen, daß in vielen/ Fällen, wo einer am Magen oder Herzen leidet,/ da oder dort Unregelmäßigkeiten hat, daß er/ dann richtig kuriert würde, wenn man direkt/ auf diese Krankheits-Symptome losgehen wür/de. Das Wesentliche an der Krankheit kann/ dadurch entstanden sein, daß das Nervensystem/ nach der in Frage kommenden Richtung un/fähig geworden ist zu funktionieren, nach der/ Seite z. B. hin, nach der es in seinen Beweg/ungen die Aufgabe hat, das Herz zu unterstützen./ In diesem Falle ist es ganz unnötig das Herz zu/ malträtieren, oder den Magen, denen/ im Grunde genommen nichts zu fehlen braucht/ und bei denen sich nur Unregelmäßigkeiten/ zeigen, weil die Nerven, die diese Teile/ versorgen sollen, unfähig geworden sind, ihre/ Aufgaben zu erfüllen. Wenn der Magen er/krankt ist und man ihn durch Salzsäure oder/ dergleichen behandelt, so macht man da einen/ Fehler. Eine Lokomotive z. B., die immer in/ unregelmäßigster Art läuft u. meistens zu spät ankommt, würde man vergeblich auszubessern/ suchen, trotz allem Herumkurieren kommt/ sie z. B. doch stets zu spät. In Wahrheit findet/ man den Fehler nach einiger Zeit nicht in der/ Maschine, sondern in deren Führer, der sich in/ der Regel betrinkt. Würde man gleich bei dem/ Lokomotiv-Führer anfangen, so würde man/ das Richtige getroffen haben.

So kann man auch vielfach durchaus sehen, daß/ man, anstatt bei dem Magen, bei den diesen/ versorgenden Nerven anzufangen hat, um eine/ Magenerkrankung zu kurieren. Sie werden/ ja auch in der materialistischen Medizin man/che solcher Bemerkungen finden, aber darauf kommt/ es nicht allein an, damit ist nichts getan, son/dern nur dann, wenn man weiß, daß die Ner/ven der Ausdruck des Astralleibes sind und er/kennen kann, daß dort der Ursprung der Un/regelmäßigkeiten zu suchen ist, kann man/ wirksam eingreifen.

Auf was kommt es denn zunächst an bei solchen/ Krankheiten, die auf den Astralleib zurückzu/

22.

führen sind? Zunächst kommt es bei der Behand/lungsweise solcher Krankheiten an auf das,/ was man «Diät» nennt, darauf daß die richtige Zu/sammensetzung der Speisen gerade das Richtige/ trifft, was auf diesen individuellen Menschen/ paßt, und darüber kann man überhaupt nichts/ wissen, wenn man sich nur allein auf eine/ naturalistische Wissenschaft stützt.

Man muß sich darüber klar sein, daß alles, was/ um uns herum ist in der großen, weiten Welt/ als Makrokosmos einen Bezug hat zu unserem/ komplizierten Innern, zu dem Mikrokos/mos, daß also ein jedes Speisemittel, das im/ Umfange unserer Welt gefunden werden kann,/ in einer ganz bestimmten Verwandtschaft zu/ dem steht, was sich in unserem Organismus/ befindet. Sie haben ja alle kennengelernt,/ wie der Mensch eine lange Evolution durchge/macht hat und wie seine ganze äußere Natur/ sich allmählich durch sie entwickelt hat. Wir/ sind zurückgegangen bis zur alten Saturn-Zeit,/ wo der physische Leib noch etwas ganz anderes war,

23.

als beim heutigen Menschen, haben erfahren,/ daß auf der Sonne dem Menschen der Ätherleib,/ und auf dem Monde der Astralleib gegeben/ wurde, daß die Menschen in ihrer Evolution die/ niederen Reiche – Mineral-, Pflanzen- und Tier/reich – aus sich ausgeschieden haben und sich all/mählich Organe bildeten entsprechend dem, was/ sie aus sich heraussetzten. Bei der Scheidung des/ mineralischen Reiches sind ganz bestimmte in/nere Organisationen entstanden: Das Herz könnte/ nicht entstehen, wenn in der äußeren Natur nicht/ gewisse pflanzliche, mineralische Bildungen/ sich vollzogen hätten. Es steht, was äußerlich da/ ist, zu seinem – des Menschen – Innern in Be/ziehung, von jedem Naturprodukt draußen müs/sen wir wissen, wie es zum Innern des Menschen/ sich verhält und wie in jedem individuellen Fall das/ Äußere verwendet werden muß, damit der/ Makrokosmos in der richtigen Weise den Mi/krokosmos zusammensetzen kann, sonst wird/ in den Menschen aus dem Makrokosmos das/jenige hineingestopft, was für ihn gar nicht paßt.

Da haben wir in der Geisteswissenschaft die eigent/lichen Gründe zu suchen, die unser Urteil leiten/ können, und es ist immer oberflächlich, wenn/ in einem Erkrankungsfall eine Diät bestimmt/ werden soll, die der Statistik, oder der Chemie/ entnommen wird, denn da handelt es sich/ um eine ganz andere Frage, um ganz andere/ Dinge, als man gewöhnlich annimmt.

So also sehen wir, wie hier das geistige Erken/nen dasjenige durchströmen und durchglühen/ muß, was mit dem gesunden und kranken/ Menschen zu tun hat.

Nun gibt es gewisse Krankheitsformen, wel/che man mehr chronisch, als akut nennen/ könnte, die aber doch zusammenhängen kön/nen mit der Natur des menschlichen Äther/leibes und welche daher ihren Ausdruck in den/ Drüsenorganen des Menschen finden. Diese/ Krankheiten haben in der Regel oder gar nichts/ mit dem zu tun, was wir Generationen-Ver/erbung nennen; dagegen haben sie viel zu tun/ mit den Volks-, Rassen- und Stammeszusam/

25.

menhängen, die sich in der Menschenwelt finden,/ sodaß wir in den Krankheiten, die ihren Ursprung/ im Ätherleib haben und die als Drüsenkrankheiten/ herauskommen, in Erwägung ziehen müssen:/ Hat diese Krankheit ein Russe oder ein Deut/scher, ein Norweger oder ein Italiener? Denn/ sie äußern sich dann ganz verschieden, weil der/ Ätherleib mit diesen Dingen zusammenhängt./ So wird z. B. auf dem Gebiete der materialisti/schen Medizin ein großer Fehler gemacht; in ganz/ West-Europa wird als absolute Lehre aufgestellt,/ wie die Rückenmarks-Darre kuriert werden/ soll, diese Krankheit wird in der Regel richtig/ beurteilt für die westeuropäische Bevölkerung,/ aber ganz falsch für die osteuropäische. Nun kön/nen Sie sich denken, daß dieses einen gewissen/ Umblick erfordert, besonders bei der heutigen Völ/kermischung, da ja die einzelnen Völker kei/neswegs mehr, wie früher, von einander abgeschlos/sen sind. Heute variieren diese Dinge in der/ mannigfaltigsten Weise, und nur derjenige, der/ hierin richtig zu sondern versteht, kann sich darüber ein richtiges Urteil bilden und es vermeiden,/ diese Krankheiten in Bausch und Bogen zu be/handeln wie jede andere auch, jede andere akute/ Krankheit. Vor allen Dingen muß man sich/ eines bewußt werden: Nämlich, daß die ver/schiedenen Organe des Menschen, die unter/ dem Einfluß des Ätherleibes stehen, in einem/ ganz bestimmten Verhältnis auch zu einander/ stehen. So gibt es ein ganz bestimmtes Ver/hältnis zwischen Herz und Hirn eines Menschen,/ und dieses Verhältnis ist in einer gewissen Weise,/ aber auch nur bildlich-symbolisch so ausgedrückt,/ daß wir sagen können, sie verhalten sich wie/ Sonne und Mond zu einander. Wir müs/sen uns klar sein, daß, wenn eine Erkrank/ung im Herzen auftritt, insofern sie im Äther/leib wurzelt, sie so zurückwirken muß auf/ das Gehirn, wie etwa dasjenige, was auf der/ Sonne geschieht, zurückwirkt auf den Mond;/ denn diese Dinge stehen in einem Zusammen/hange, und derselbe wird auch so bezeichnet, daß/ man das Bild in der okkulten Medizin anwend/

en kann auf die Konstruktion der verschiedenen/ Organe des Menschen: die Bezeichnungen der Him/melskörper: Milz = aus dem Saturn, Galle =/ aus dem Mars, Leber = aus dem Jupiter. Wenn/ Sie nun die gegenseitigen Verhältnisse dieser Ge/stirne studieren, so können Sie sich ein Bild/ verschaffen von dem Verhältnis der einzelnen mensch/lichen Organe zu einander. Es ist unmöglich, daß/ die Galle erkrankt, d. h. vom Ätherleib aus, ohne/ daß deren Krankheit auf die anderen Organe in/ irgend einer Weise mit hinwirkt und zwar in/ demselben Verhältnis, wie die Mars-Einwirk/ung zu unserem Planetensystem erfolgt. So/ also muß man diese Zusammenhänge der ein/zelnen Organe kennen zu lernen suchen. Und/ nun sind das vorzugsweise die Krankheiten, für/ welche spezifische Heilmittel anzuwenden sind,/ hier treten die Heilmittel ein, die Sie draußen/ im Pflanzen- und Mineralreich finden, aber erst,/ wenn wir wissen, daß eine Krankheit im Äther/leib begründet ist und daß sie dadurch in einem/ gewissen Zusammenhange steht mit dem Drüsen/

28.

s. Textvergleich S. 158-159
linke Spalte

system, dann können wir das Heilmittel/ finden, das den Komplex dieser Zusammen/ hänge reparieren kann. In Bezug darauf kom/men vorzugsweise diejenigen Krankheiten/ vor, bei denen man zu beachten hat 1. die/ Hauptsache, den Ätherleib 2., daß sie mit dem/ Volks- und Rassencharakter zusammenhängen./ Bei diesen ist der Fall, daß Spezifika in An/wendung kommen können.

Nun haben Sie vielleicht die Vorstellung be/kommen: Ja wenn man also den Menschen/ dahin und dorthin schicken müßte, er aber an ei/nen Beruf gebunden ist, dann kann man ihm/ nicht helfen; da treten in der Tat die physischen/ Methoden als etwas Wirksames auf. Dasjenige,/ was physische Methode zu nennen ist, kommt/ in Betracht, wenn man die Krankheiten/ im Ich des Menschen zu suchen hat, die dann/ angewandten physischen Heilmittel können/ dann ein vollgültiger Ersatz sein für die psychi/ schen Einwirkungen. Überall können Sie/ sehen, wie die Menschenseele beim Genießen der Landluft, nicht nur der frischen Luft, son/dern an der Freude, welche die Seele erlebt,/ gesundet, und diese psychische Einwirkung geht/ weiter bis auf den Körper. – Nun kann der/jenige, der ein psychischer Heiler ist, durch den/ Einfluß von Mensch zu Mensch, solch eine Sache,/ eine Landluft u. dergl. ersetzen; hier kom/men die psychischen Methoden in Anwendung,/ und sie haben die stärkste Wirkung in dieser/ Form der Erkrankung, weil der größte Teil die/ser Unregelmäßigkeiten im Ätherleibe seine Ur/sachen hat.–

Dann kommen wir zu den Krankheiten, die/ wir als solche des Astralleibes charakterisiert/ haben, es sind die selteneren; da verlieren die/ psychischen Methoden ihren großen Wert, und es/ treten diätetische Maßregeln dafür ein. Erst/ wenn man weiß, daß man es zu tun hat mit/ dem, was wir mit der dritten Charakterform/ bezeichnen, dann treten äußere, medizinische Heil/mittel ein, z. B. diejenigen, welche die medizinische/ Therapie uns an die Hand gibt. Wenn man den Men/

30.

schen in seiner Kompliziertheit betrachtet, dann/ kommt es auch in den Heilweisen auf eine dem/entsprechende Kompliziertheit hinaus. Diejenigen/ Krankheiten, die sich auf den physischen Leib be/ziehen, das sind die eigentlichen Infektions/krankheiten, das ist ein wichtiges Kapitel,/ das wir genauer in einem der nächsten Vorträ/ge betrachten wollen, wenn wir den wirklich/en, richtigen Ursprung der «Zehn Gebote» ken/nen lernen; denn Sie werden sehen, daß/ alles dieses in einem tiefen Zusammenhange steht.

Diese vier Charakterformen der Krankheiten zeig/en uns, daß es da auf gründliche Erkenntnis/ der ganzen Natur ankommt, nicht nur der physi/schen Natur, sondern erst recht wieder der geistig/en, weil ja das Physische den Geist als Grund/lage hat. Wir haben auch noch nicht alles erschöpft,/ es sind noch karmische Ursachen, welche bei den/ Krankheiten der Menschen mitspielen, und das/ ist das fünfte, was in Betracht kommt. Es wird/ sich uns nach und nach einiges enthüllen über diese fünf verschiedenen Formen des Erkrankens beim/ Menschen. Eine Wendung zum Besseren kann/ erst eintreten in Bezug auf die medizinische/ Denkungsweise, wenn sie sich ganz durchdring/en wird mit der Erkenntnis der *wirklichen*/ Menschennatur, vorher haben wir überhaupt/ keine wahre, vollständige Medizin. Sie dürfen/ nicht glauben, daß, obwohl diese Dinge jetzt/ erst wieder erkannt werden, daß diese Auf/fassung nicht auch eine alte Weisheit ist; die/ Medizin hat aus der geistigen Erkenntnis ih/ren Ausgang genommen, ist aber immer ma/terialistischer geworden, und vielleicht an keiner/ Wissenschaft kann man deutlicher sehen, wie/ der Materialismus über die Menschheit herein/ gebrochen ist, als an der medizinischen, sodaß die/ Erkenntnis der viergliedrigen Wesenheit des Men/schen vollständig abhanden gekommen ist und unver/standen bleibt. Daß sich der Materialismus auf/ dem medizinischen Gebiete in so weit greifen/der Weise geltend machen würde, das haben hell/sehende Menschen wahrgenommen, sie haben gesehen, wie um sie herum alles materialistisch/ zu denken begann und noch mehr darin fortfahr/en würde; Paracelsus, den man für einen/ Phantasten im Lager der Materialisten ansieht,/ hat zu seiner Zeit schon darauf hingewiesen, daß/ die Medizin sich anschicke materialistisch zu/ werden. Er macht darauf aufmerksam, wie/ sich eine auf den Geist gehende, medizinische/ Anschauung gegenüber dem ausnimmt, was/ auf rein materialistischem Felde gewonnen wird./ Heute wird das in den wenigsten Kreisen ein/gesehen, und es wird in der Jetztzeit vielleicht noch/ schwerer, als zu des Paracelsus Zeiten, mit/ einer auf diesem Gebiete paracelsisch gehal/tenen Denkungsart durchzudringen; denn da/mals stand das medizinische Denken nicht so schroff/ dem Denken des Paracelsus gegenüber, wie/ heute die medizinische Wissenschaft fremd und ohne/ die Möglichkeit eines Verständnisses einem/ wirklichen Eindringen mit geistigen Blicken/ in die geistige Natur des Menschen gegen/übersteht.–

Erst wenn die Gelehrten der Naturwissenschaft/ im allgemeinen und die Mediziner im/ besonderen in ihrem Laboratorium und an/ ihrem Seziertisch arbeiten, als stünden sie/ vor einem Altar, erst dann ist zu erwarten,/ daß eine tiefere Einsicht in den menschlichen/ Organismus und eine richtigere Behandlung/ desselben Platz greift.–

München, 6.8.09.
Haase

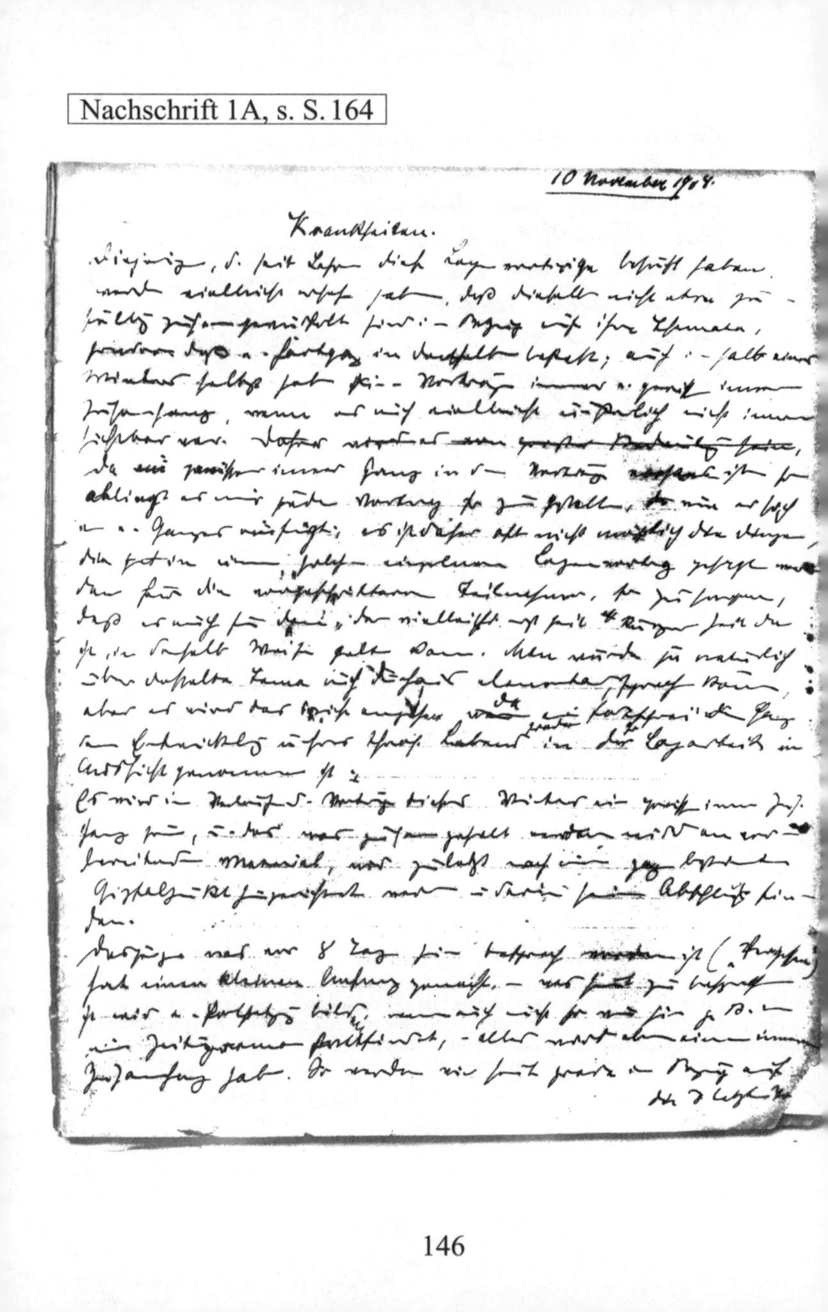

Nachschrift 1A, s. S. 164

10 November 1904.

Krankheiten.

Nachschrift 1B, s. S. 164

Berlin, 10/XI. 1908

Dr. H. Walter.

Diejenigen von Ihnen, welche seit Jahren diese Vorträge besucht haben, werden vielleicht haben ersehen können, dass dieselben nicht etwa in Bezug auf ihre Themata zufällig züsammen gewürfelt sind, sondern dass ein gewisser Fortgang in denselben war. Auch innerhalb eines Winters selbst haben die Vorträge immer, wenn das auch äusserlich nicht immer von vorn herein sichtbar ist, einen gewissen inneren Zusammenhang. Daher wird es natürlich von grosser Bedeutung sein, dass auch die verschiedenen Kurse Rücksicht genommen werde, wekche dazu bestimmt sind, später hinzugekommene Mitglieder sozusagen bis zu dem Stand dieser Vorträge hinzuführen. Mancherlei was hier in disen Logenvorträgen gesagt wird kann nicht so von vorn herein von jedem, der frisch hinzukommt ohne weiteres verstanden werden. Aber es ist dabei noch etwas zu bemerken, was nach und nach Berücksichtigung finden sollte. Da ein gewisser innerer Gang in den Vorträgen ist, so obliegt es mir, insbesondere jeden Vortrag so zu gestalten wie er sich in ein Ganzes einfügt. Es ist daher nicht möglich, die Dinge, die in einem solchen einzelnen Vortrag für Fortgeschrittene Teilnehmer gesagt werden, auch so zu sagen, dass das auch für den, der erst kurze Zeit da ist, in derselben Weise gelten kann. Man würde über dasselbe Thema natürlich auch durchaus elementar sprechen können ......
Ueber das Wesen des Krankseins, der Krankheiten wollen wir heute vom Standpunkt der Geisteswissenschaft einges sprechen. Um das Kranksein, oder wenigstens um diese oder jene Form des Krankseins kümmert sich ja der Mensch in der Regel erst dann, wenn er von dieser oder jender Krnakheit befallen ist und da interessiert ihn dann auch im Grunde genommen nicht viel anderes als zumeist nur die Heilung, d.h. es ist interessiertihn die Tatsache, dass er geheilt wird, dass "wie" er geheilt werde, ist ihm zuweilen höchst gleichgültig und es ist ihm auch höchst angenehm, wenn er sich um dieses "wie" nicht weiter kümmern braucht, Dazu sind ja die da, - so denken die Meisten unserer Zeitgenossen, -- die dazu von den entsprechenden Stellen eben angestellt sind; und auf diesem Gebiete herrscht ein viel ärgerer Aberglaube innerhalb unserer Zeitströmung, als er eigentlich auf religiösem Gebiete je geherrscht hat. Das medizinische Papsttum - gleichgültig, wie es sich da oder dort gestaltet, - ist ein solches, welches sich bis heute schon in der intensivsten Weise geltend macht, und das sich in Zukunft noch viel mehr geltend machen wird. Aber nicht zum geringsten Teil haben die Laien Schuld, Denn man denkt nicht nach, kümmert sich nicht um die Dinge, wenn es einem nicht an den Kragen geht, - wenn nicht gerade ein akuter Fall da ist, wo man selbst einer Heilung bedürfzig ist. Und so sieht denn auch ein grosser Teil der Bevölkerung mit einem grossen Gleichmute zu, wenn das medizinische Papsttum immer grössere Dimensionen annimmt und in den verschiedensten Formen sich einnistet, so z.B., wenn es jetzt mitredet und in einer ungeheuren Wweise eingrift in die Erziehung der Kinder, in das Schulleben, und dabei eine bestimmte Therapie für sich in Anspruch nimmt. Man kümmert sich nicht darum, welche tieferen Dinge eigentlich dahinter stecken, man sieht zu, wenn diese oder jene Anstalten in der Oeffentlichkeit gemacht werden, sei es in Form dieses oder jenes Gesetzes, Man will in diesen Dingen keinen wirklichen Eindruck gewinnen. Dagegen werden sich allerdings immer wieder Leute finden, die , wenn es ihnen an den Kragen geht und sie nicht auskommen mit der gewöhnlichen materialistischen Medizin, um deren Grundlagen sie sich nicht kümmern, und nur sehen , ob sie geheilt werden oder nicht, die dann auch zu solchen Leuten kommen, die auf dem Boden des Okkultismus stehen, - und sie kümmern sich aber auch wieder nur darum, ob sie geheilt werden können oder nicht. Darum jedoch kümmern sie sich nicht, ob das ganze öffentliche Leben in Bezug auf die Methoden und das Wissen der Dinge einer tieferen, aus dem Geistigen stammenden Methode allen Grund und Boden unterwühlt. Wer kümmert sich darum, wenn bei einer Methode, die auf okkultem Boden erwachsen ist, die Oeffentlichkeit alle Heilung auf diesem Gebiete unter-

Nachschrift 1C, s. S. 164

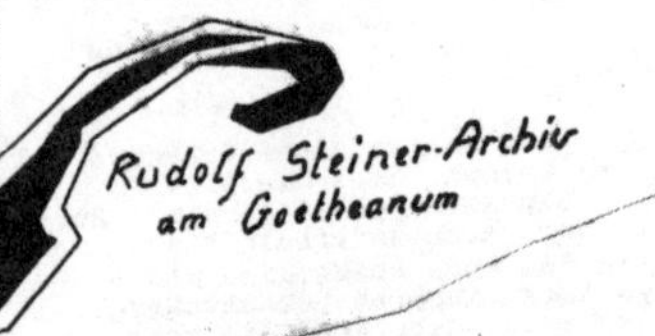

•971

Manuskript.

gedruckt

Dr. Rudolf Steiner.

Das Wesen der Krankheitsformen.

Berlin, am 10. November 1908.

Diejenigen von Ihnen, welche seit Jahren diese Logenvorträge besucht haben, werden vielleicht haben ersehen können, dass dieselben nicht etwa in Bezug auf ihre Themata zufällig zusammengewürfelt sind, sondern dass ein gewisser Fortgang in denselben war. Auch innerhalb eines Winters selbst haben die Vorträge immer, wenn das auch äusserlich nicht immer von vorn herein sichtbar ist, einen gewissen inneren Zusammenhang. Daher wird es natürlich von grosser Bedeutung sein, dass auf die verschiedenen Kurse Rücksicht genommen werde, welche dazu bestimmt sind, später hinzugekommene Mitglieder sozusagen bis zu dem Stand dieser Logenvorträge hinzuführen. Mancherlei, was hier in diesen Logenvorträgen gesagt wird, kann nicht so von vorn herein von jedem, der frisch hinzukommt, ohne weiteres verstanden werden. Aber es ist dabei noch etwas zu bemerken, was nach und nach Berücksichtigung finden sollte in den verschiedenen Logen unserer deutschen Sektion. Da ein gewisser

J. Haase 2, s. S. 164

59.

Krankheiten, ferner: Rhythmen des Kosmos.

Vortrag von Dr. Rud. Steiner, Berlin, Loge 12.1.09.

Da wir in diesem Winter die Bausteine zusammentragen wollen zum Verständnis gewisser Krankheitserscheinungen, so möchte ich Sie heute an den vorletzten Vortrag erinnern, wo wir gesprochen haben von einem gewissen Rhythmus, der vorhanden ist in Bezug auf die vier unteren Glieder der menschlichen Natur. Zuerst müssen wir eine Frage beantworten: Wie können wir aus einem solchen Wissen heraus die Notwendigkeit und das Ziel der theosophischen Bewegung erkennen?

Wir wollen uns erinnern, dass gesagt worden ist, wie gewisse Verhältnisse bestehen zwischen Ich, Astral-, Äther- und physischem Leib. Das was in Bezug auf das Ich zu sagen ist, tritt

Nachschrift 2A, s. S. 164

1908 Vortrag von Dr. Rudolf Steiner. 1.
2 Berlin, W. Motzstraße 17. 12. Januar 1909.
gedruckt in ...

Krankheiten und Rhythmen des Kosmos.

Da wir in diesen Winter-Vorträgen die Bausteine zusammentragen wollen zum Verständnis gewisser Krankheitserscheinungen, so möchte ich Sie heute an den vorletzten Vortrag erinnern, wo wir gesprochen haben von einem gewissen Rhythmus, der vorhanden ist in Bezug auf die 4 Glieder der menschlichen Wesenheit. Zuerst müssen wir eine Frage beantworten. Wie können wir aus einem solchen Wissen heraus die Notwendigkeit und das Ziel der theosophischen Bewegung erkennen: Wir wollen uns erinnern, dass gesagt worden ist, dass gewisse Verhältnisse bestehen zwischen dem Ich, dem Astralleib, dem Ätherleib und dem physischen Leib. Das, was in Bezug auf das Ich zu sagen ist, tritt uns ja am handgreiflichsten vor Augen, wenn wir uns erinnern, dass wir mit dem Ich in gewisse Beziehung setzen die 24 Stunden, innerhalb deren das Ich Tag und Nacht erlebt, als Einheit und zwar so, dass das, was dadurch das Ich durchmacht, unterliegt der Zahl 1. – Die Zahl, die dem Rhythmus unseres Astralleibes entspricht, ist die Zahl 7 (7 Tage).

In 24 Stunden hat das Ich auf seinen Ausgangspunkt zurückzukommen. Der Astralleib langt innerhalb von 7 Tagen wiederum da an, von wo er ausgegangen ist, macht also in 7 Tagen dasselbe

Nachschrift 2B, s. S. 164

geh. 12. Januar 1909
in Berlin.
Logenvortrag.

Über den Rythmus der menschlichen Leiber

II.

Heute möchte Ich sie erinnern, an den vorletzten dieser Vorträge hier in der Loge & von diesem ausgehen. Sie erinnern sich, das wir gesprochen haben von einem gewissen Rythmus, welcher vorhanden ist in Bezug auf die 4 Glieder der menschl. Wesenheit. Davon wollen wir heute ausgehen, & uns die Frage beantworten: „Wie können wir mit einem solchen Wissen aus tiefern Gründen heraus die Notwendigkeit & das Ziel der theos. Geistesbewegung begründen?"

Sie erinnern sich daran, dass gesagt worden ist, dass gewisse Verhältnisse bestehen zwischen Ich, astral. L., Aetrl. & phys. L. Was in Bezug auf das Ich des Menschen zu sagen ist, das tritt uns jä am handgreiflichsten entgegen, wenn wir uns erinnern an die beiden Wechselzustände, die das Ich im Laufe eines Tages durchmacht. Wir setzen in gewisser Beziehung diesen einen Tag mit seinen 24 Std. innerhalb dessen das Ich Tag & Nacht, Schlafen & Wachen erlebt, wir setzen diesen

– 1 –

Nachschrift 2C, s. S. 164

Manuskript! 1.
Vervielfältigung, Nachdruck u.
Benützung für gedruckte Werke
streng verboten.

Rythmen in der Menschennatur. 2. Vortrag
von Dr Rud. Steiner Berlin 12 Januar 1909.

Es ist hier in diesen Stunden schon gesagt worden, dass wir im Laufe
dieses Winters gewissermaßen das Material, die Bausteine zusammentragen wollen
in den einzelnen Zweigstunden, die zuletzt sich zusammenfügen sollen zu einer
tiefern Erkenntnis des Wesens des M. u. verschiedener anderer Dinge, welche
mit dem Leben u. der ganzen Entw. des M. zus.hängen, u. die uns immer
tiefer hineinführen werden in die Weltengeheimnisse. Heute möchte ich u.
erinnern an den vorletzten uns. Zweigvorträge u. von diesem ausgehen.
Sie erinnern sich, dass wir gesprochen haben von einem gewissen Rythmus, u.
der vorhanden ist inbezug auf die 4 Glieder der menschl. Wesenheit. Davon
wollen wir heute ausgehen u. uns die Frage beantworten: wie können wir
mit einem solchen Wissen aus tiefern Gründen heraus die Notwendigk. u.
das Ziel der theos. Geistesbewegung ansehen?
Zwei scheinbar sehr weit von einander abliegende Dinge werden wir heute
zu knüpfen müssen. Sie erinnern sich daran, dass gewisse Verhältnisse bestehen zw. dem Ich, dem astral. Leib, dem Ätherl. u. dem ph. Leib des Menschen.
Das, was inbezug auf das 4. Glied, auf das Ich zu sagen ist, tritt uns ja, - man
möchte sagen - am handgreiflichsten vor Augen, wenn wir uns erinnern an
die beiden Wechselzustände des Bewusstseins, die das Ich im Laufe eines 24 Std.
Zeitraums - also eines Tages - durchmacht. Diesen einen Tag mit seinen 24 St.
innerh. deren das Ich Tag u. Nacht, Schlafen u. Wachen erlebt, setzen wir
in gewissen Bezieh. als Einheit. Wenn wir also sagen: das, was das Ich
in einem Tage durchmacht, das unterliegt der Zahl 1, dann müssen wir
sagen, die Zahl, welche in einer ähnl. Weise den Rythmus uns. astr. Leibes

J. Haase 3, s. S. 164

34.

Über das Wesen des Krankseins:

Logenvortrag, Berlin 26.1.09. Fortsetzung des vorstehenden Vortrags.

Wir wollen heute fortfahren in denjenigen Betrachtungen, die uns in unseren Logenvorträgen das Wesen des Menschen von diesem Gesichtspunkte aus immer mehr und mehr erfassen ließen. Sie werden sich erinnern, daß in dem ersten dieser hier gehaltenen Vorträge von der vierfachen Art gesprochen wurde, in welcher bei dem Menschen eine Krankheit möglich ist und daß darauf hingedeutet wurde, wie wir erst später zum Besprechen dessen kommen würden, was man chronische Verursachungen nennen kann. Heute wollen wir einen gewissen Teil dieser chronischen Ursachen und Wirkungen besprechen. Wir haben angeführt, daß jene Einteilung des Menschen in vier Glieder: physischer - Äther - Astralleib u. Ich und zu gleicher Zeit die Möglichkeit gegeben hat,

Nachschrift 3A, s. S. 165

Vortrag von Dr. Rudolf Steiner. 15.

Berlin W. Motzstraße 17. 26. Januar 1909.

<u>Über das Wesen des Krankseins</u>. Fortsetzung.

Wir wollen heute fortfahren in denjenigen Betrachtungen, die uns in unseren Logenvorträgen das Wesen des Menschen von tieferen Gesichtspunkten aus immer mehr und mehr erfassen ließen. Sie werden sich erinnern, daß in dem ersten dieser hier gehaltenen Vorträge gesprochen wurde von der vierfachen Art, in welcher Krankheit beim Menschen möglich ist, und daß hingedeutet wurde darauf, daß wir erst später zum Besprechen desjenigen kommen würden, was man nennen kann karmische Verursachungen. Heute wollen wir einen gewissen Teil dieser karmischen Ursachen und Wirkungen besprechen. Wir haben angeführt, daß jene Einteilung des Menschen in 4 Glieder: physischer Leib, Ätherleib, Astralleib und Ich, uns zu gleicher Zeit die Möglichkeit geboten hat, eine gewisse Übersicht über die Krankheits-Erscheinungen zu schaffen. Wir sind dadurch aufmerksam geworden, daß jedes dieser 4 Glieder im Organismus einen Complex darstellt, der seinen Ausdruck in bestimmten Teilen des Körpers findet. Das Ich findet seinen Ausdruck im Blut, der Astralleib in der Lunge und im Nervensystem, der Ätherleib im Drüsensystem und der physische Leib durch sich selbst. Wir haben daraus gewonnen die Erkenntnis, daß in dem Ich entstanden <u>die</u> Krankheiten die sich in Unregelmäßigkeiten der Blutfunktionen äußern; in dem Astralleib entstanden jene Krankheiten, die sich in Unregelmäßigkeiten des Nervensystems äußern;

Nachschrift 3B, s. S. 165

U e b e r das W e s e n des K r a n k s e i n s .

(Fortsetzung.)

Dr. Rudolf S t e i n e r

Berlin, 26. Januar 1909.

Wir wollen heute fortfahren in denjenigen Betrachtungen, die uns in unseren Logenvorträgen das Wesen des Menschen von tieferen Gesichtspunkten immer mehr und mehr erfassen liessen.

Sie werden sich erinnern, dass in dem ersten dieser hier geahltenen Vorträge gesprochen wurde von der vierfachen Art, in welcher Krankheit beim Menschen möglich ist und dass hingedeutet wurde darauf, dass wir erst später zu Besprechen desjenigen kommen würden, was man nennen kann karmische Verursachungen . Heute wollen wir einen gewissen Teil dieser karmischen Ursachen und Wirkungen besprechen. Wir haben ausgeführt, dass jene Einteilung des Menschen in 4 Glieder : Physischer Leib, Aetherleib Astralleib und Ich uns zu gleicher Zeit die Möglichkeit geboten hat, eine gewisse Uebersicht über die Krankheitserscheinungen zu schaffen. Wir sind dadurch aufmerksam geworden, dass jedes dieser 4 Glieder im Organismus einen Komplex darstellt, der seinen Ausdruck in bestimmten Teilen des Körpers findet. Das Ich findet seinen Ausdruck im Blut, der Astralleib in der Lunge und im Nervensystem, der Aetherleib im Drüsensystem und der physische Leib durch sich selber. Wir haben daraus gewonnen die Erkenntnis, dass in dem Ich urständen die Krankheiten, die sich in Unregelmässigkeiten der Blutfunktionen äusseren, in dem Astralleib urständen jene Krankheiten, die sich in Unregelmässigkeiten des Nervensystems äussern, im Aetherleib diejenigen des Drüsensystems und im physischen Leib diejenigen Krankheiten, die ihren Ausdruck vorzugsweise in äusseren Ursachen haben. Damit haben wir den Blick

Nachschrift 3C, s. S. 165

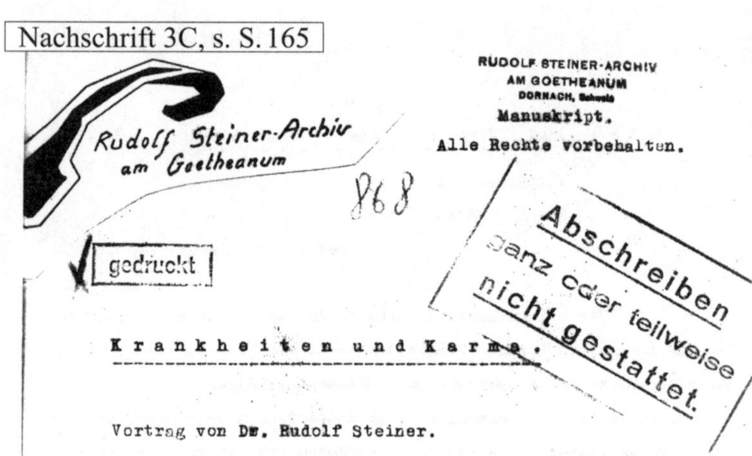

Krankheiten und Karma.

Vortrag von Dr. Rudolf Steiner.

Berlin, am 26. Januar 1909.

Wir wollen unsere Betrachtungen fortsetzen, die uns einem Begreifen des Wesens des Menschen und seiner Aufgabe in der Welt von einem tieferen Gesichtspunkte aus immer näher und näher bringen soll. Sie werden sich erinnern, daß in den ersten dieser hier gehaltenen Logenvorträge in diesem Winter gesprochen wurde von der vierfachen Art, in welcher die Krankheit beim Menschen zunächst überhaupt möglich ist, und daß damals hingedeutet worden ist, daß wir erst später zur Besprechung dessen kommen werden, was man nennen kann die eigentlich karmische Verursachung der Krankheit. Heute wollen wir wenigstens zu einem gewissen Teile auf diese karmische Verursachung der Krankheit zu sprechen kommen.

Wir haben damals angeführt, daß uns jene Einteilung des Menschen seines Wesens, in die vier Glieder physischer Leib, Aetherleib, Astralleib und Ich uns zugleich die Möglichkeit geboten hat, über die Krankheits-Erscheinungen eine gewisse Uebersicht zu schaffen, - nämlich dadurch, daß wir aufmerksam gemacht haben, daß jedes

4. Vortrag, s. S. 166

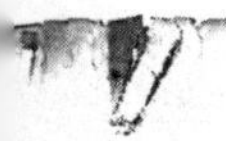

throposophical Principles of a new Therapy.

Dr.Rudolph Steiner

Penmaenmawr
August 28 th.1923.

Meine sehr verehrten Anwesenden!

Da gewünscht worden ist, dass ich über die aus der anthroposophischen Weltanschauung herausgewachsenen therapeutischen Prinzipien an einem unserer Abende spreche, so komme ich diesem Wunsche sehr gerne entgegen, allein es ist schwierig, gerade über diesen Gegenstand kurz zu sprechen. Es ist schwierig, weil der Gegenstand ja ein ausserordentlich ausgebreiteter ist, und man kaum eine richtige Vorstellung von dem hervorrufen kann, auf das es ankom in einem ganz kurzen Vortrag, der doch nur aphoristisch sein kann, und weil auf der anderen Seite z.B. gewisse Betrachtungen, die dabei angestellt werden müssen, etwas abgelegen dem allgemeinen Menschenbewusstsein sind. Dennoch will ich versuchen, die Dinge, auf die es ankommt, so allgemein verständlich, als es möglich ist, am heutigen Abende darzulegen.

Dass sich innerhalb der anthroposophischen Bewegung auch eine medizinische Strömung findet, dass rührt ganz gewiss nicht davon her, dass wir als Anthroposophen überall dabei sein möchten und überall gewissermassen unsere Nase hineinstecken möchten. Das ist ganz gewiss nicht der Fall. Aber während die anthroposophische Bewegung ihren Weg durch die Welt zu machen versuchte, fanden sich zu dieser Bewegung auch Aerzte, ernststrebende Aerzte hinzu, und eine große, verhältnismäßig große Anzahl solcher Aerzte waren zu einem mehr oder weniger klaren Bewusstsein gekommen, wie schwankend eigentlich die Anschauungen der heute offiziell geltenden Medizin

Textvergleiche

1. Vortrag

J. Haase (Sütterlin Nachschrift)	GA107 (2011), *Geisteswiss. Menschenkunde*
(s. S. 140) Nun haben Sie vielleicht	(S. 122) Nun haben Sie vielleicht
die Vorstellung bekommen:	die Vorstellung bekommen:
Ja wenn man also den Menschen	Ja, wenn man einen Menschen
dahin und dorthin schicken müßte,	da oder dort hinschicken soll,
er aber	dann kann man ihm in der Regel, wenn er
an einen Beruf gebunden ist,	an einen Beruf gefesselt ist
dann kann man ihm	und die Dinge nicht ausführen kann,
nicht helfen;	nicht helfen.
da treten in der Tat die physischen Methoden	Da tritt in der Tat die psychische Methode
als etwas Wirksames auf.	in jedem Falle als wirksam ein.
Dasjenige, was physische Methode	Was man psychische Methode
zu nennen ist, kommt in Betracht, wenn man	nennt, ist am allerwirksamsten, wenn man
die Krankheiten im	die Krankheit im
Ich des Menschen	eigentlichen Ich des Menschen
zu suchen hat,	zu suchen hat.
	Wenn also eine solche chronische Krankheit
	auftritt, die also in irgendeiner Weise im
	Blut wurzelt,
die dann angewandten physischen Heilmittel	dann treten die psychischen Heilmittel
	als das Berechtigte ein. Und werden sie in
	der richtigen Weise ausgeführt,
können dann	dann können sie durch das,
ein	was auf das Ich wirkt, einen
vollgültiger Ersatz sein für	vollgültigen Ersatz bilden für
die psychischen Einwirkungen.	das, was von außen auf den Menschen
	einströmt. Da werden Sie (S. 123) einen feinen,
	intimen Zusammenhang
Überall können Sie sehen,	überall sehen können, wenn Sie beobachten,
wie die Menschenseele beim Genießen	was die menschliche Seele erleben kann,
	wenn sie sonst zum Beispiel an den
	Schraubstock gefesselt ist und nun für einen
	kurzen Augenblick einmal
(S. 141) der Landluft,	Landluft
nicht nur der frischen Luft, sondern an der	genießen kann. So ist die
Freude, welche die Seele erlebt,	Freude, welche die Seele mit Gefühlen erhebt,
gesundet, und diese	etwas, was wir im weitesten Sinne eine
psychische Einwirkung	psychische Methode nennen können.
geht weiter bis auf den Körper.–	
Nun kann derjenige,	Nun kann der
der ein psychischer Heiler ist,	Heiler,
durch den Einfluß von Mensch zu Mensch,	wenn er seine Methode richtig ausübt, das
solch eine Sache, eine Landluft u. dergl.	durch seinen persönlichen Einfluß nach und
ersetzen; hier kommen	nach ersetzen, und
die psychischen Methoden in Anwendung,	die psychischen Methoden
und sie haben die	haben ihre
stärkste Wirkung in dieser Form	stärkste Berechtigung bei dieser Form
der Erkrankung,	der Erkrankungen, und das ist aus dem
	Grunde schon nicht zu übergehen,
weil der größte Teil dieser	weil der größte Teil der Krankheiten auf einer

J. Haase (Sütterlin Nachschrift)	GA107 (2011), *Geisteswiss. Menschenkunde*
Unregelmäßigkeiten im Ätherleibe	Unregelmäßigkeit des Ich-Teiles des Menschen
seine Ursachen hat.–	beruht.
¶Dann kommen wir zu den Krankheiten …	¶Dann kommen wir zu den Krankheiten …

2. Vortrag

Unsere Uhr	(S. 210) Nehmen wir wiederum die Uhr.
ist	Sie ist ja auch in einer gewissen Beziehung
auch nach dem großen Weltenlauf gerichtet,	gerichtet nach dem großen Weltenlauf.
	Wenn der Stundenzeiger
	sich mit dem Minutenzeiger
unsere Mittagszeit wird tatsächlich nach	um zwölf Uhr deckt, so ist das ja deshalb
	der Fall, weil eine gewisse
Sonnen- und Sternkonstellation	Sonnen- und Sternkonstellation vorhanden ist. Danach richtet man ja die Uhr, und eine Uhr geht schlecht, wenn sie am anderen Tage diese beiden Zeiger nicht wieder zur Deckung bringt, sobald dieselbe Sternkonstellation wieder eintritt. Von der Sternwarte am Enckeplatz aus werden täglich durch elektrische Verbindung die Berliner Uhren
geregelt,	geregelt.
sodaß wir sagen können,	Wir können also sagen: die Bewegungen,
die Rhythmen der Uhrzeiger	die Rhythmen der Uhrzeiger
werden	entsprechen und werden sogar
täglich entsprechend eingestellt nach den	täglich entsprechend gemacht dem
Rhythmen im Kosmos,	Rhythmus im Kosmos.
und so lange sie damit übereinstimmen,	Richtig geht unsere Uhr, wenn sie mit der
geht meine Uhr richtig.–	Normaluhr übereinstimmt, die ihrerseits
	wieder mit dem Kosmos zusammenstimmt.
Eigentlich hat der Mensch der alten Zeit	Eigentlich hat der Mensch in den alten Zeiten
keine Uhr gebraucht,	wirklich keine Uhr gebraucht;
	denn er war selber eine Uhr.
er richtete seinen Lebenslauf	Es richtete sich sein Lebensablauf,
ohne dieses Hilfsmittel	den er recht deutlich spüren konnte, durchaus
nach den kosmischen Verhältnissen ein;	nach den kosmischen Verhältnissen.
	Der Mensch war wirklich eine Uhr.
denn dazumal spürte er noch selbst	Und wenn er sich nicht nach
den Umlauf dieser	den
kosmischen Verhältnisse	kosmischen Verhältnissen gerichtet hätte,
genauer als heute, damals	dann wäre mit ihm ganz genau dasselbe vor sich gegangen, was heute bei einer Uhr geschieht, wenn ihr Gang nicht den äußeren Verhältnissen entspricht: Dann geht sie eben schlecht, und dem Menschen wäre es dann auch schlecht gegangen.
entsprach der innere Rhythmus	Der innere Rhythmus mußte
dem äußeren.	dem äußeren entsprechen.
	Darinnen besteht nun gerade das
	Wesentliche des menschlichen
Durch den Fortschritt seit	Fortschrittes auf der Erde, daß seit der Mitte
der Atlantischen Zeit ist	der atlantischen Zeit
diese Übereinstimmung	dieses absolute Sich-Decken
	der äußeren Verhältnisse mit den inneren
nicht mehr da,	nicht mehr der Fall ist.

J. Haase (Sütterlin Nachschrift)	GA107 (2011), *Geisteswiss. Menschenkunde*
es ist etwas anderes eingetreten.	Es ist etwas anderes eingetreten.
Denken Sie sich einmal,	Denken Sie sich einmal,
jemand hätte die	es würde jemand die
Marotte, nicht leiden zu wollen …	Marotte haben, nicht zu leiden …
**********	**********
Wir stehen heute erst im Anfange unserer	(S. 216) Wir stehen ja erst im Anfange unserer
theosophischen Betrachtungen,	geisteswissenschaftlichen Betätigung,
wenn wir auch schon Jahre lang	wenn wir auch schon jahrelang
arbeiten und	damit beschäftigt sind.
können daher heute nur hindeuten	Heute konnte erst darauf aufmerksam
	gemacht werden, was die Menschen
	gewollt haben, wenn sie
auf die inneren Zahlen,	auf die «innere Zahl» hinwiesen,
die allem zu Grunde liegen.	die allen Erscheinungen zugrunde liegt.
Der Mensch mußte die Uhr in Unordnung	So sehen wir, wie der Mensch,
bringen, wie jener, der seine Uhr zu Mittag	
statt auf «12» auf «3» stellte,	
um zur Selbständigkeit zu kommen;	um seine Freiheit sich zu erobern,
	aus dem ursprünglichen Rhythmus heraus-
	kommen mußte. Aber er muß in sich selber
	wieder die Gesetze finden, um die «Uhr»,
	um seinen astralischen Leib zu regeln. Und
der große Regulator	der große Regulator,
ist die Theosophie,	das ist die Geisteswissenschaft,
	weil sie mit den großen Gesetzen des Kosmos,
die der Seher schaut.	die der Seher schaut, im Einklange steht.
	In bezug auf die großen Zahlenverhältnisse
	wird die Zukunft, wie sie durch den Men-
	schen geschaffen wird, dasselbe zeigen, wie
	in der Vergangenheit der Kosmos, nur auf
	einer höheren Stufe. Deshalb
¶Der Mensch muß die Zahl	müssen die Menschen die Zukunft
aus sich herausgebären,	aus sich herausgebären aus der Zahl,
wie die Götter den Menschen	wie die Götter den Kosmos
aus sich herausgeboren haben.–	aus der Zahl gebildet haben.
So sehen wir denn, wie die	¶So erkennen wir, wie die
Theosophie	Geisteswissenschaft
mit dem großen Weltenlauf zusammenhängt	mit dem großen Weltenlauf zusammenhängt.
	Wenn es uns klar wird, was in der geistigen
	Welt hinter dem Menschen steckt, die Vier-
	zahl und die Siebenzahl, dann begreifen wir,
	weshalb wir in dieser geistigen Welt auch
	den Impuls finden müssen, um dasjenige
	weiterzuführen, was wir als den ganzen Ent-
	wicklungsgang der Menschheit bis hierher
	kennen. Und wir verstehen, warum gerade
in dem Zeitalter,	in einem Zeitalter,
wo die Menschen	wo die Menschen mit ihrem inneren
	Gedanken-, Empfindungs- und Willensleben
am meisten in das	am (S. 217) meisten in das innere
Chaos gekommen sind,	Chaos hineingekommen sind,
und da mußten den Menschen diejenigen	warum gerade da jene
Individualitäten (als Lehrer) gegeben werden,	Individualitäten,
welche die	die die

J. Haase (Sütterlin Nachschrift)	GA107 (2011), *Geisteswiss. Menschenkunde*
Zeichen der Zeit zu deuten verstanden und dem Menschen den Impuls geben konnten, seine Gedanken wieder	Zeichen der Zeit zu deuten haben, auf eine Weisheit hinweisen mußten, welche es dem Menschen möglich macht, in einer geregelten Weise von innen heraus sein Seelenleben aufzubauen.
innerlich rhythmisch gruppieren zu lernen.	Wir lernen innerlich rhythmisch denken, wie es für die Zukunft nötig ist, wenn wir so denken, wie es diese Grundverhältnisse uns geben. Und
Immer mehr und mehr wird der Mensch herausnehmen aus dem Kosmos,	immer mehr wird der Mensch annehmen von dem, woraus er herausgeboren ist. Vorläufig nimmt er das heraus, was man als Grundbauplan des Kosmos zu betrachten hat. Er wird weitergehen und wird von gewissen
zuletzt Grundkräfte und	Grundkräften und zuletzt
Grundwesenheiten,	von Grundwesenheiten
wenn er sich von innen heraus regelt.	sich durchdrungen fühlen.
	¶Das alles steht heute an seinem Ausgangspunkt. Und wir empfinden die Wichtigkeit
Wir empfinden richtig die Mission der	und die Weltbedeutung der
theosophischen Bewegung,	anthroposophischen Mission,
	wenn wir sie nicht als einen Willkürakt dieses oder jenes einzelnen ansehen,
wenn wir uns	sondern wenn wir uns anschicken, sie aus dem
die inneren Grundideen aneignen,	ganzen inneren Grundgetriebe unseres Daseins heraus zu begreifen.
sodaß wir zuletzt dazu kommen,	Dann können wir dahin gelangen,
zu sagen:	daß wir uns sagen:
Es steht gar nicht bei uns, daß	Es steht gar nicht bei uns, diese anthroposophische Mission anzunehmen oder nicht, sondern wenn
wir unsere Zeit nur begreifen	wir unsere Zeit verstehen wollen,
und dadurch eine	müssen wir erkennen und uns mit dem
Theosophie aufnehmen,	durchdringen, was der Anthroposophie
sondern darauf kommt es an, die inneren	als die
Gedanken-Rhythmen	Gedanken der göttlich-geistigen Welt zugrunde liegt. Und dann müssen wir es von uns
wieder in sich zu gebären,	wiederum hinausfließen lassen in die Welt,
damit unser Sein	damit unser Tun und unser Sein
nicht ein Chaos bleibe,	nicht ein Chaos,
sondern ein Kosmos werde.	sondern ein Kosmos werde, so wie es ein Kosmos war, aus dem wir herausgeboren sind.

3. Vortrag

J. Haase (Sütterlin Nachschrift)	GA107 (2011), *Geisteswiss. Menschenkunde*
Die Seele kämpft mit ihrem unbrauchbaren Organ, sie läuft Sturm gegen dasselbe und	(S. 229) Sie kämpft sozusagen gegen ihr unbrauchbares Organ, sie läuft Sturm gegen ihr unbrauchbares Organ und die Folge ist, daß sie
zertrümmert es.	es sozusagen zertrümmert, daß sie es zerstört.
Das Organ wird geschädigt	Das Organ, das eigentlich verwendet werden müßte, um die Tat nach außen zu tun, das
unter dem Einfluß der Seelenkräfte,	wird unter dem Einfluß dieser Kräfte zerstört,
die Folge davon ist die	und die Folge davon ist, daß der

J. Haase (Sütterlin Nachschrift)	GA107 (2011), *Geisteswiss. Menschenkunde*
Reaktion, es tritt	Reaktionsprozeß eintreten muß,
ein Heilungsprozeß ein,	den wir jetzt den Heilungsprozeß nennen, daß die Kräfte des Organismus aufgerufen werden müssen,
um das Organ wieder aufzubauen	um das Organ wieder aufzubauen.
und jenes Organ,	Dieses Organ, das zertrümmert ist, weil es
das nicht so entwickelt war,	nicht so war, wie es hätte sein sollen,
daß der Mensch	damit der Mensch
damit seine Arbeit hätte tun können,	seine entsprechende Arbeit tun könnte,
wird neu	wird jetzt durch die Krankheit gerade so
aufgebaut, so wie es gebraucht wird.–	gebaut, wie es die Seele braucht zur Ausführung dieser Tat, für die es jetzt unter Umständen nach der Krankheit schon zu spät sein kann.
Jetzt hat die Seele durch die Zertrümmerung	Dafür hat jetzt aber die Seele
eine andere Kraft in sich aufgenommen,	eine ganz andere Kraft in sich aufgenommen,
sodaß sie das nächste Mal	nämlich
bei einer entsprechenden Wiederverkörperung	bei der entsprechenden Wiederverkörperung
sich so zu gestalten vermag,	im Wachstum und in der ganzen Entwicklung
daß sie ihre	dieses Organ so zu gestalten, daß bei der nächsten Wiederverkörperung diese
Aufgaben hier auf der Erde erfüllen kann.	Tat ausgeführt werden kann.
So kann es eine Krankheit sein,	So also kann die Krankheit das sein,
die uns	was uns gerade in einem Leben
tüchtig macht,	tüchtig macht, um
in einem nächsten Leben	in einem anderen Leben
das gut zu machen,	das auszuführen,
was wir ausgleichen wollten,	was uns karmisch obliegt.
aber nicht konnten;	¶Hier haben wir einen geheimnisvollen Zusammenhang zwischen der
so ist die Krankheit ein Prozeß	Krankheit, die im Grunde ein Prozeß ist
zur Aufwärts-Entwickelung,	zur Aufwärtsentwicklung, einen karmischen Zusammenhang zwischen der Krankheit
und damit	und dieser Aufwärtsentwicklung. Damit
die Seele die dazu nötige Kraft entwickelte,	die Seele die Kraft entwickelt, daß ein
mußte das im derzeitigen Leben	Organ so gestaltet werden kann, wie es gebraucht wird, muß dieses
nicht ausreichende Organ	Organ, das ungeeignet ist,
zertrümmert werden.	zertrümmert und wieder aufgebaut werden durch die Seelenkräfte.
Das Gesetz,	Da kommen wir an ein Gesetz,
welches da waltet,	das (S. 230) schon besteht im menschlichen Lebenslauf und das
muß etwa so ausgedrückt werden:	etwa so bezeichnet werden muß:
Der Mensch muß sich seine Kräfte	Der Mensch muß sich seine Kraft dadurch erwerben, daß er Widerstände in der physischen Welt
Stück für Stück dadurch aufbauen,	Stück für Stück
daß er Widerstand in der physischen Welt	
überwindet …	überwindet. Dadurch haben wir uns im Grunde alle unsere Kräfte erworben, daß wir in früheren Lebensläufen dieses oder jenes an Widerständen überwunden haben.
**********	**********

J. Haase (Sütterlin Nachschrift)	GA107 (2011), *Geisteswiss. Menschenkunde*
… ehe der Mensch in die erste Verkörperung eintrat.	(S. 235) … bevor der Mensch in die erste Inkarnation hineingetreten ist.
	¶Und so sehen wir, wie dieses große Gesetz, wie diese große geistige Tatsache, die uns so interessieren muß
Am Ausgang – Beginn – unserer menschlichen Pilgerschaft ist diese Mythe das entsprechende Bild.–	beim Ausgange der Menschenpilgerschaft auf der Erde, auch in dem griechischen Mythos ausgedrückt ist. Gerade die Mythen werden sich erst zeigen als das, was sie sind: als Bilder für die tiefsten Zusammenhänge des Lebens,
Wir sind erst beim «a-b-c» unserer Theosophie, wenn wir erst tiefer eingedrungen sein werden, so werden sich uns	wenn die Menschen erst über das Abc der Geisteswissenschaft hinübergekommen sind.
gerade die Mythen immer mehr als Bilder für solche tiefen Geheimnisse zeigen, und es wird uns der Zusammenhang des Weltganzen immer klarer und klarer werden.	Gerade die Mythen sind Bilder für die tiefsten Geheimnisse des Menschendaseins.
	¶Wenn das ganze Leben von diesem Gesichtspunkt aus betrachtet wird,
Dann werden wir auch das Leben unter diesen Gesichtspunkt stellen und die Theosophie wird	dann wird das ganze Leben auch unter diesen Gesichtspunkt gestellt werden und Geisteswissenschaft wird immer mehr etwas sein – das muß immer mehr und mehr hervorgehoben werden –, was
sich einleben in das Alltagsleben der Menschen, sodaß wir Theosophie *leben*	sich einleben wird in alles Leben des Alltags. Die Menschen werden Geisteswissenschaft leben,
und in der Verwirklichung dessen, was sie	und das wird dann erst die Verwirklichung dessen sein, was eigentlich mit der Geisteswissenschaft von Anfang an
lehrt,	erstrebt worden ist.
den Impuls finden für unseren Aufstieg.–	Es wird Geisteswissenschaft der große Impuls für den Aufwärtsstieg der Menschheit werden, für das wahre Heil und den wahren Menschheitsfortschritt.

Zu dieser Ausgabe

Für die ersten drei Vorträge ist die Sütterlin **Klartextnachschrift von J. Haase** zugrunde gelegt (J. Haase 1, vollständig: s. Faksimiles S. 115-145; J. Haase 2, erste Seite: S. 149; J. Haase 3, erste Seite: S. 153).

Zum **ersten Vortrag** (10.11.1908) liegen zudem drei weitere Klartextnachschriften vor:

- Nachschrift 1A (s. Faksimile S. 146) ist vermutlich von C. Wandrey handgeschrieben. Sie ist im Wesentlich gleichlautend mit J. Haase 1.
- Nachschrift 1B und 1C (s. Faksimiles S. 147 u. 148) sind maschinengeschrieben und gleichlautend mit GA 107.

Zum **zweiten Vortrag** (12.1.1909) liegen ebenfalls drei zusätzliche Klartextnachschriften vor:

- Nachschrift 2A (s. Faksimile S. 150) ist von M. Scholl handgeschrieben und gleichlautend mit J. Haase 2.
- Nachschrift 2B (s. Faksimile S. 151) ist handgeschrieben. Im Umfang gleicht sie J. Haase, aber im Wortlaut weicht sie sowohl von J. Haase wie auch von GA 107 ab.
- Nachschrift 2C (s. Faksimile S. 152) ist handgeschrieben und folgt, obwohl kürzer, der Fassung von GA 107.

Zum **dritten Vortrag** (26.1.1909) liegen auch drei weitere Klartextnachschriften vor:

- Nachschrift 3A (s. Faksimile S. 154) ist von M. Scholl handgeschrieben und ist im Wesentlichen gleichlautend mit J. Haase 3.
- Nachschrift 3B (s. Faksimile S. 155) ist maschinengeschrieben und weitgehend übereinstimmend mit J. Haase 3.
- Nachschrift 3C (s. Faksimile S. 156) ist maschinengeschrieben und fast gleichlautend mit GA 107.

Die Titel der drei Vorträge sind in der zugrunde gelegten Nachschrift von J. Haase wie folgt. 1. Vortrag: Über das Wesen des Krankseins; 2. Vortrag: Krankheiten, ferner: Rhythmen des Kosmos; 3. Vortrag: Über das Wesen des Krankseins.

Dieselben Vorträge sind auch in der Rudolf Steiner Gesamtausgabe abgedruckt: Rudolf Steiner, *Geisteswissenschaftliche Menschenkunde* (GA 107). Ein Vergleich der Anzahl der Wörter gibt einen Eindruck von der starken Bearbeitung in der GA-Fassung durch Walter Vegelahn:

	J. Haase	GA 107
Erster Vortrag	**4.548** Wörter	**5.977** Wörter
Zweiter Vortrag	**3.318** Wörter	**5.629** Wörter
Dritter Vortrag	**3.539** Wörter	**5.849** Wörter

Von den Berliner «Logenvorträgen» hat W. Vegelahn, wie schon in mehreren Veröffentlichungen der *Rudolf Steiner Ausgaben* nachgewiesen, in der Regel eine erste Übertragung des Stenogramms vorgenommen, die von verschiedenen Menschen abgeschrieben wurde. In den «Zyklen» ist dann eine von Vegelahn selbst stark, zuweilen wiederholt bearbeitete Fassung gedruckt worden.

Von den 19 Vorträgen, die in GA107 (2011) abgedruckt sind, hatte Marie Steiner 1915 ohne Rücksicht auf die chronologische Reihenfolge acht unter dem Titel: *Geisteswissenschaftliche Menschenkunde* (Zyklus A) herausgegeben. Rudolf Steiner weist zu Beginn des Vortrags vom 10. November 1908 darauf hin, dass die Vorträge fortlaufend sind und in einem inneren Zusammenhang zueinander stehen. W. Vegelahn enthält diesbezüglich Erläuterungen, worauf sich der Herausgeber von GA107 (2011, S. 16) bezieht, die aber bei J. Haase nicht zu finden sind. Dem ersten Absatz in J. Haase (s. S. 115) mit 116 Wörtern entsprechen in GA107 (2011, S. 109-110) nicht weniger als 538 Wörter.

Der **vierte Vortrag** (28.8.23) wurde als Einzelvortrag während des Sommerkurses 1923 in Penmaenmawr (Wales) gehalten. Die Klartextnachschrift (s. Faksimile S. 157) – der auch die Zeichnungen auf S. 88 und S. 95 entnommen sind – stammt von der Stenografin Helene Finckh. Der Vortrag findet sich auch in GA319 – Rudolf Steiner, *Anthroposophische Menschenerkenntnis und Medizin.*

Für eine leichtere Lesbarkeit sind folgende **Wortersetzungen** vorgenommen worden (im Text durch ° gekennzeichnet):

Geisteswissenschaft°/lich°	*ersetzt*	Theosphie/isch
Geisteswissenschaftler°		Theosph/Anthroposoph
Zweig°		Loge

Fachausdrücke der Geisteswissenschaft

Mensch- und Erdentwicklung

7 planetarische Zustände der Erde:	1. Saturn-, 2. Sonnen-, 3. Monderde, 4. Erde (jetziger Planet), 5. Jupiter-, 6. Venus-, 7. Vulkanerde
7 geologische Zeiten der jetzigen Erde:	1. Polarische, 2. hyperboräische, 3. lemurische Erdenzeit 4. atlantische Erdenzeit 5. nachatlantische (die jetzige), 6., 7. Erdenzeit
7 Kulturperioden der «nachatlantischen» Zeit (je 2160 Jahre):	1. Indische, 2. persische, 3. ägypt.-chaldäische Kulturper. 4. griech.-römische Kulturperiode (747 v.–1413 n.Chr.); 5. unsere Kulturper. (1413–3573 n.Chr.), 6., 7. Kulturper.

Das Wesen des Menschen

3 Körper-Hüllen:	1. Physischer Körper 2. Ätherischer Körper, Ätherleib, Bildekräfteleib 3. Astralischer Körper, Astralleib, Empfindungsleib
3 Seelen-Kräfte:	1. Empfindungsseele 2. Gemüts- oder Verstandesseele 3. Bewusstseinsseele
3 Geistes-Glieder:	1. Geistselbst (höheres Ich) 2. Lebensgeist 3. Geistesmensch
Aus 9 wird 7:	1. Physischer Leib, 2. Ätherleib, 3. Astralleib, 4. Ich, 5. Geistselbst, 6. Lebensgeist, 7. Geistesmensch

Dreiheit in Mensch und Welt

Geistige Wesen:	Luzifer	Christus	Ahriman
Evangelium:	Diabolos	Streben nach Gleich-gewicht	Satanas
Geistig:	Spiritualismus		Materialismus
Seelisch:	Schwärmerei		Pedanterie
Physisch:	Entzündung		Sklerose
Moralisch:	hemmend	fördernd	hemmend

Naturelemente

Ätherwelt:	Wärmeäther	Lichtäther	Ton-/Zahlenäther	Lebensäther
Phys. Welt:	Wärme	Luft	Wasser	Erde
Unternatur:	Schwerkraft	Elektrizität	Magnetismus	Atomkraft
Naturgeister:	Salamander	Sylphen	Undinen	Gnomen

Stufen der Einweihung

1. Imagination:	Bilder sehen – in der Akasha-Chronik (Ätherwelt)
2. Inspiration:	Worte hören – in der Seelenwelt (Astralwelt)
3. Intuition:	Wesen erkennen – in der geistigen Welt (Devachan)

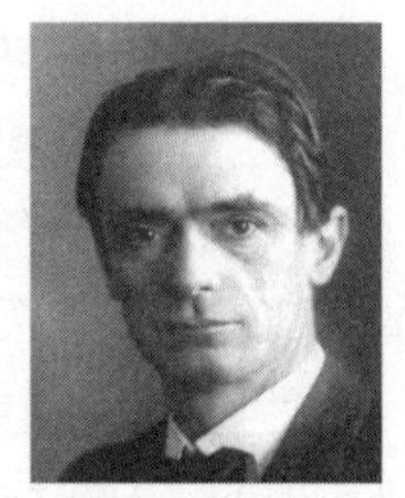

Rudolf Steiner (1861-1925) hat die moderne Naturwissenschaft durch eine umfassende Geisteswissenschaft (Anthroposophie) ergänzt. Sie ist in der heutigen Kultur eine einzigartige Herausforderung zur Überwindung des Materialismus, der die Menschheit zum Untergang zu führen droht.

Ihre Fruchtbarkeit hat die Geisteswissenschaft bisher vor allem in der Erneuerung verschiedener Lebensbereiche gezeigt: der Erziehung, der Medizin, der Kunst, der Religion, der Landwirtschaft. Im Unterschied zu solchen Tätigkeitsfeldern ist der Wahrheitsgehalt der Geisteswissenschaft weit weniger kulturprägend geworden. Er lag Rudolf Steiner ganz besonders am Herzen, weil er in ihm den Inspirations- und Kraftquell für alle äußere Tätigkeit sah. Die Spannung zwischen Wahrheit und Leben zeigt sich vor allem im zaghaften Umgang mit Steiners «Dreigliederung» des sozialen Organismus, wonach Kultur-, Rechts- und Wirtschaftsleben nur dann sich gegenseitig fördern können, wenn sie in einer gesunden Unabhängigkeit voneinander gestaltet werden.

Von den Vorträgen Rudolf Steiners sind Klartextübertragungen und Nachschriften unterschiedlicher Qualität erhalten. 1915/1916 wurde die Berufsstenografin Helene Finckh mit dem Stenografieren beauftragt. Die Vorträge lagen bis jetzt in einer stark bearbeiteten Fassung vor, in der neben dem von Rudolf Steiner ein anderer Geist zu Wort kommt. Die *Rudolf Steiner Ausgaben* sind bestrebt, zum gesprochenen Wort von Rudolf Steiner zurückzukehren. Grundlage sind ursprüngliche Klartextübertragungen, die zu Beginn des 21. Jahrhunderts der Öffentlichkeit zugänglich gemacht worden sind.